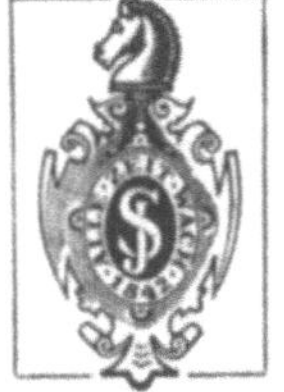

Karl Sigg

# BEINLEIDEN

Entstehung und Behandlung

Zweite, neubearbeitete und erweiterte Auflage

Mit einem Geleitwort von
Professor Dr. med. H. Willenegger

Mit 121 Abbildungen in
284 Einzeldarstellungen, davon 74 Farbabbildungen

Springer-Verlag
Berlin Heidelberg New York 1976

Dr. Karl Sigg, Binningen/Basel, Hauptstraße 63
Leiter der Poliklinik für Venenerkrankungen an der
Universitäts-Frauenklinik Basel (Schweiz)

ISBN-13: 978-3-540-07919-4     e-ISBN-13: 978-3-642-66478-6
DOI: 10.1007/978-3-642-66478-6

Library of Congress Cataloging in Publication Data. Sigg, Karl. Beinleiden.
Includes index. 1. Extremities, Lower-Diseases. 2. Varicose veins. I. Title.
RC951.S5 1976  617'.58  76-40138



Satz, Druck und Bindearbeiten: Universitätsdruckerei H. Stürtz AG, Würzburg

# Geleitwort zur 2. Auflage

Krampfadern sind ein sehr verbreitetes Übel. Sie treten bei Frauen häufiger auf als bei Männern, weil die Beinvenen während der Schwangerschaft einer besonders großen Belastung ausgesetzt sind. So sind vor allem viele Mütter und Hausfrauen in ihrer täglichen Arbeit und Pflichterfüllung durch Störungen der Beinvenen behindert. Besonders bedeutungsvoll sind die Komplikationen der Krampfadern, insbesondere schlecht heilende Geschwüre, Zirkulationsstörungen, Schmerzen und nicht zuletzt muß man sich vergegenwärtigen, daß Varizen und deren Komplikationen eine Gefahrenquelle für die Entstehung von Thrombosen und Embolien bilden.

Wohl hat das Krampfaderleiden in erster Linie für den Einzelfall seine große Bedeutung. Aber auch Gesichtspunkte von sozialer Tragweite dürfen nicht übersehen werden, wenn man die Erhaltung der Arbeitskraft und die mit jeder Krankheit verbundenen wirtschaftlichen Folgen für den einzelnen und für die Gesellschaft in Rechnung zieht.

Der chronische, sich zusehends verschlimmernde Verlauf des Krampfaderleidens läßt sich durch rechtzeitige Behandlung wirksam verhindern. Leider wird von diesen Möglichkeiten noch viel zu wenig Gebrauch gemacht, nicht zuletzt deshalb, weil bei den Varizenträgern selber oft die nötige Initiative fehlt.

Der Beweggrund zur Schaffung dieses Buches war das Bestreben, einen möglichst großen Kreis von Venenpatienten und ihren Betreuern die Notwendigkeit und die Möglichkeiten einer rechtzeitigen Behandlung zu zeigen. So wendet sich das Buch in erster Linie an Schwestern, Pfleger, Hebammen und ärztliches Hilfspersonal jeder Art, aber ebensosehr auch an den Laien und nicht zuletzt an den Arzt, der zur Ausbildung von Pflege- und Hilfspersonal einen anregenden und auf das rein Praktische ausgerichteten Wegleiter haben möchte. Darüber hinaus bildet das vorliegende Werk ein ausgezeichnetes Manual für die tägliche therapeutische und diagnostische Praxis. Die vielen guten Abbildungen über Pathogenese, Klinik, das Wesen und die Technik des Kompressionsverbandes, sowie eine kurze Übersicht über das Verhalten des Patienten bilden die Grundlage dazu. In diesem Sinne handelt es sich bei dem vorliegenden Werk um eine vereinfachte Ausgabe des bekannten Buches vom gleichen Verfasser „Varizen, Ulcus cruris und Thrombose", das bereits in 4. Auflage im selben Ver-

V

lag erschienen ist. Es ist zu wünschen, daß das Buch, das jetzt in 2. und
verbesserter Auflage zur Verfügung steht, als Wegleitung für gezielte
Einzel- und Gruppenaufklärung, aber auch als Manual für ein sehr
einfaches und wirksames Behandlungsverfahren innerhalb des großen
Gebietes der Krampfaderleiden verdiente Anerkennung und Verbreitung finden möge.

CH-3008 Bern, August 1976          Prof. Dr. H. WILLENEGGER
AO-International                    ehem. Chefarzt der Chirurgischen
Murtenstraße 35                    Klinik, Kantonsspital Liestal,
                                   Präsident der Internationalen
                                   Arbeitsgemeinschaft für
                                   Osteosynthesefragen

# Inhaltsverzeichnis

# Einleitung

Unter Beinleiden versteht der Patient meist die weitaus am häufigsten auftretenden *Venenerkrankungen* der Beine, Krampfadern (Varizen), venöse Beingeschwüre (Ulcera cruris) und Beinekzeme. Diese bilden den hauptsächlichen Gegenstand der nachstehenden Ausführungen. Außerdem wird auf Beinleiden nicht venöser Natur, wie arterielle und lymphatische Zirkulationsstörungen und auf Beingeschwüre aus dermatologischen Ursachen eingegangen.

Die vorliegende Arbeit soll Krankenschwestern, ärztlichem Hilfspersonal und besonders den betroffenen Patienten einen Begriff von der Erkrankung geben, damit durch ihre verständige Mithilfe die ärztliche Betreuung möglichst wirksam unterstützt werden kann. Auch dem Arzt, z. B. dem Leiter von Kursen für Krankenschwestern und ärztliches Hilfspersonal, kann sie einen kurzen Überblick geben. Es wird deshalb in dieser Auflage ferner auf die Behandlungsgrundlagen der Varizenverödung eingegangen. Wenn sich aber der Arzt eingehender mit der Therapie beschäftigen will, wird er mit Vorteil die für ihn bestimmte, ausführlichere Darstellung in „Varizen, Ulcus cruris und Thrombose"[1] benützen.

Venöse Beinleiden zählen zu den meistverbreiteten Krankheiten. Sie übertreffen an Häufigkeit bei weitem jede andere Erkrankung der Beine. In Zivilisationsländern leiden etwa 15 % der Bevölkerung an Krampfadern und 0,5 % an Beingeschwüren. Diese Ulcera cruris stehen unter den Krankheiten, die den Patienten entweder teilweise oder ganz invalid machen, an der Spitze. 5–10 % aller Verstorbenen erliegen einer Embolie, deren Ursache immer eine Venenentzündung (Thrombose), meistens der Beine ist. 52 % aller Verstorbenen über 50 Jahre weisen bei der Sektion Folgen einer Thrombose und Lungenembolie auf.

Diese Häufigkeit venöser Erkrankungen zeigt, wie wichtig es ist, daß sich der Patient diesen Leiden gegenüber richtig zu verhalten weiß. Bei venösen Beinerkrankungen kann er sich oft schon selbst sehr wirksam helfen, und zwar

1. *prophylaktisch*, was, wie bei allen Krankheiten, leichter ist als heilen, und

2. *therapeutisch*, durch wirksame Unterstützung der ärztlichen Bemühungen bei bereits ausgebrochenem Leiden.

Damit dies möglich ist, muß der Patient aber wissen, wie und warum ein Beinleiden entsteht. Auch wenn er ein solches schon jahrelang mit sich herumschleppt, ist es keineswegs hoffnungslos, sondern Hilfe regelmässig mit einfachen Mitteln möglich.

Endlich ist es auch für die Venen wichtig, daß eine normale Bewegung (Wandern, Spazierengehen) möglich ist. Deshalb schien es uns richtig, auch noch auf die verheerenden Wirkungen schlechten *Schuhwerks*, besonders der hochabsätzigen Damenschuhe, für die Gesundheit der Füße, Beingelenke und der Zirkulation sowie auf die Wichtigkeit einer Gewichtsreduktion bei den meist übergewichtigen Venenpatienten hinzuweisen.

Herrn Prof. Dr. H. WILLENEGGER, dem emeritierten chirurgischen Chefarzt des Kantonsspitals Liestal, möchte ich für das Geleitwort bestens danken, Frl. E. SPINNLER danke ich für ihre unermüdliche Mitarbeit sowie dem Verlag für die bereitwillige Aufnahme der Abbildungen und die sorgfältige Ausstattung.

---

[1] 4. Aufl. Springer-Verlag, Berlin-Heidelberg-New York, 1976.

# 1. Aufgabe, Bau und Anordnung der Beinvenen beim gesunden Menschen

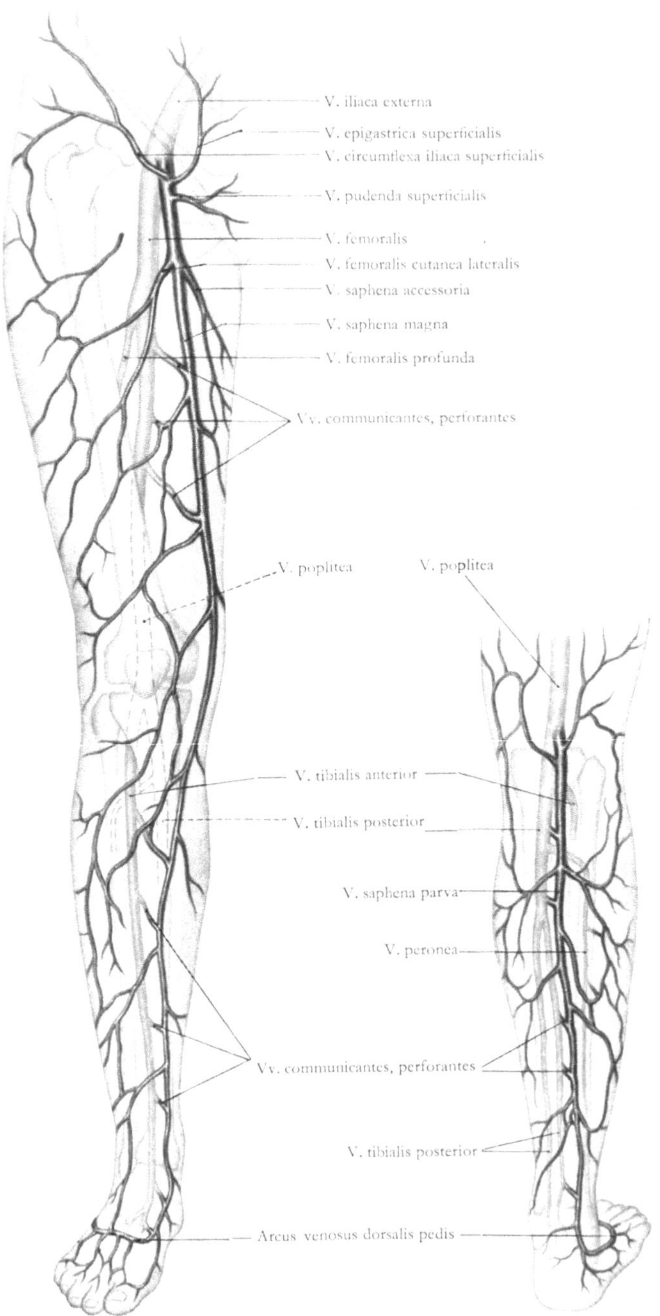



Abb. 1. Anatomie der Beinvenen. Dunkle Adern: oberflächliche Venen. Helle Adern: tiefe Venen

Die *Beinvenen (Blutadern der Beine)* sammeln das von den *Arterien (Schlagadern)* bis in die äußersten und kleinsten Gefäße (Kapillaren) des Beines gebrachte Blut — nachdem es seine Aufgabe, die Gewebe zu ernähren und zu entschlacken, erfüllt hat —, und führen es zum Herzen zurück.

Durch sinnvoll angeordnete *Klappen im Veneninnern*, die sich von unten nach oben öffnen, wird die Blutsäule unterteilt und so die Schwerkraft des Blutes leichter überwunden.

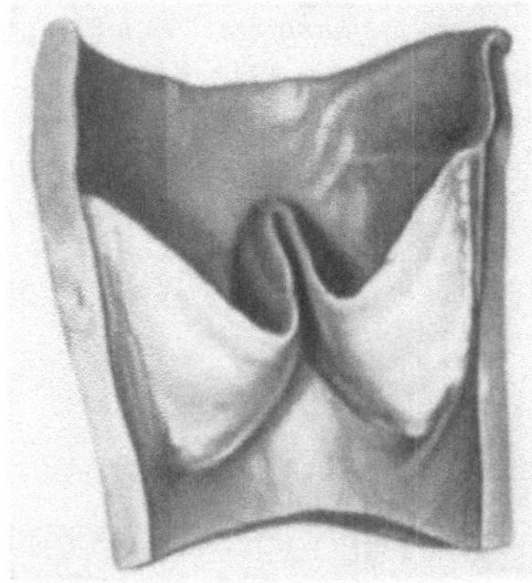

Abb. 2. Modell einer Klappe der V. saphena

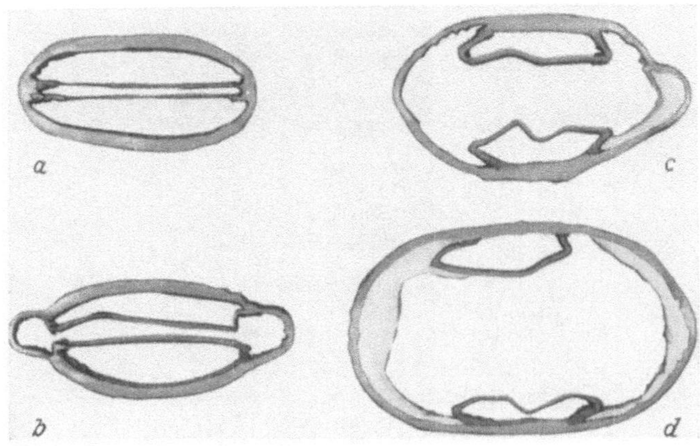


Abb. 3a—d. Querschnitte von Klappen an der V. saphena mit ihren progressiven Veränderungen. Die Klappeninsuffizienz wird viel mehr durch die Erweiterung der Venen bedingt als durch eine eigentliche Erkrankung der Klappen. (a) Normale Vene. (b) Beginnende Veränderungen, wobei die Venendilatation besonders an der Klappenkommissur angefangen hat. In (c) und (d) hat der Prozeß bereits zu einer weitgehenden Insuffizienz der Klappen geführt. In (c) beginnt auf der rechten Seite die Bildung einer Venenwandverdickung, die in (d) bereits auf beiden Seiten vorhanden ist

Angetrieben wird der Blutrücklauf in den Venen zunächst durch das nach-
strömende Blut aus den Arterien und Kapillaren, das unter dem Druck der Herz-
pulsationen steht, dann aber auch durch das rhythmische Zusammenziehen und Erschlaffen der Fuß- und Beinmuskulatur, besonders der Fußsohlen- und Wadenmuskeln bei Bewegung, vor allem beim Gehen.

Um die Entstehung von *Krampfadern, oberflächlichen und tiefen Venenentzündungen*
*(Thrombosen)* und damit der „geschwollenen Beine" *(Beinödeme)* und der *Beingeschwüre*
*(Ulcera cruris, „offene Beine")* zu verstehen, muß man einen Begriff von der Anord-
nung der Beinvenen haben (s. Abb. 1).

Die *oberflächlichen Venen* befinden sich zwischen Haut und Muskulatur, im Unterhautzellgewebe. Dieses lockere Gewebe gibt ihnen nur wenig Stütze. Dagegen sind
die *tiefen Venen* im Innern des Beines in die Muskulatur eingebettet, von der sie in
ihrer ganzen Länge rings umgeben und gestützt sind. Oberflächliche und tiefe
Venen stehen durch zahlreiche *Verbindungsvenen (Perforanten)* miteinander in Ver-

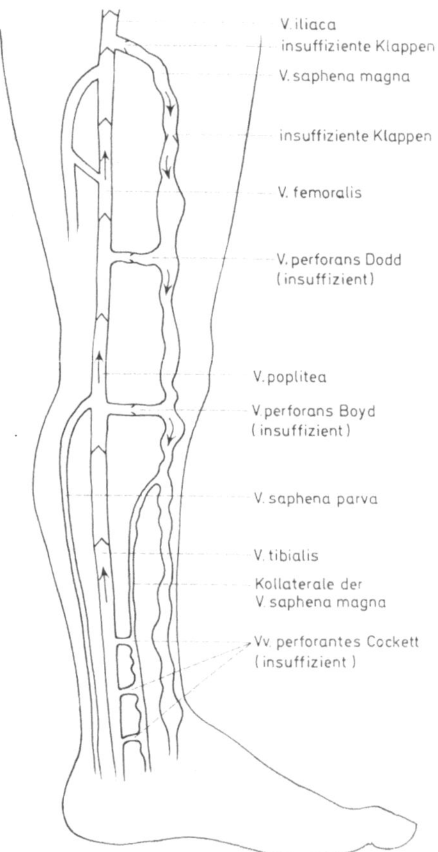


Abb. 4. Schema des Verlaufs der tiefen und der oberflächlichen Beinvenen. Die oberflächliche Saphena magna ist varikös verändert. Klappeninsuffizienz und deshalb rückwärts
fließender Blutstrom in der Saphena magna. Auch die Verbindungsvenen zwischen ober-
flächlichem und tiefem Venensystem (Vv. perforantes Cockett, Boyd und Dodd) haben
insuffiziente Klappen

bindung. Insuffiziente Klappen in diesen Verbindungsvenen sind oft die Ursache von Beingeschwüren.

Die Unterscheidung zwischen oberflächlichen und tiefen Beinvenen ist von Bedeutung, weil Varizen selten aus tiefen Venen entstehen, die ja durch die Muskulatur, in die sie eingebettet sind, an der Ausdehnung verhindert werden. Dagegen haben oberflächliche Venen, die nur von Unterhautzellgewebe umgeben sind, bei ungenügenden oder fehlenden Venenklappen besonders in den Verbindungsvenen zu wenig Stütze von außen und können daher, infolge des ständig auszuhaltenden abnorm hohen Venendruckes zu Varizen entarten.

Aus Thrombosen oberflächlicher Beinvenen entstehen fast nie die so gefährlichen, oft tödlichen *Embolien (Verstopfung der Blutgefäße lebenswichtiger Organe durch Blutgerinnsel)*. Solche Embolien ereignen sich, wenn Thromben (Blutgerinnsel) aus thrombotischen tiefen Beinvenen abwandern. Nach Entzündungen in oberflächlichen Venen sind nie bleibende Beinödeme zu erwarten, dagegen regelmäßig nach Entzündungen tiefer Venen.

Das Blut fließt beim gesunden Menschen hauptsächlich von den oberflächlichen in die tiefen Venen, also nicht nur von unten nach oben, sondern auch von außen nach innen.

Die Wand der Venen ist viel dünner als die Wand der Arterien und enthält weniger Muskulatur. Dadurch ist sie viel dehnbarer als die Arterienwand. Sie ist dies auch im gesunden Zustand. Bei Stauungen können sich daher die gegen außen nicht fest umschlossenen oberflächlichen Venen stark erweitern, sowohl in die Breite als in die Länge, wodurch die geschlängelten *Varizen* entstehen (s. Abschnitt 4).

## 2. Voraussetzung venöser Beinleiden

Venöse Beinleiden entstehen infolge einer *angeborenen Veranlagung: angeborenem
Klappenmangel* in tiefen und oberflächlichen Venen und Verbindungsvenen sowie
*angeborener Schwäche des Bindegewebes.* Der ganze Druck der venösen Blutsäule bis zum
Herzen wirkt sich bei dieser Veranlagung vermehrt auf die oberflächlichen Venen
aus, welche diesen Druck auf die Dauer nicht aushalten und sich erweitern. Damit
entstehen geschwollene Beine, anfänglich nur gegen Abend, nach ganztägiger Arbeit,
besonders bei Stehberufen. Diese Beinödeme gehen während der Nachtruhe zurück. Wenn sie aber sehr sark geworden sind, ist eine Abschwellung auch nachts
nicht mehr vollkommen möglich. Im Bereich dieser Ödeme ist die Haut nicht mehr
genügend ernährt. Am meisten macht sich dies in der unteren Partie der Unterschenkel
bemerkbar, vor allem in der Knöchelgegend. Meist entstehen dann dort *Hautveränderungen (Stauungsekzeme)*, die gewöhnlich stark jucken und den Patienten zum
Kratzen veranlassen.

An diesen Stellen bilden sich dann die venösen *Beinulzerationen*, die „*offenen
Beine*".

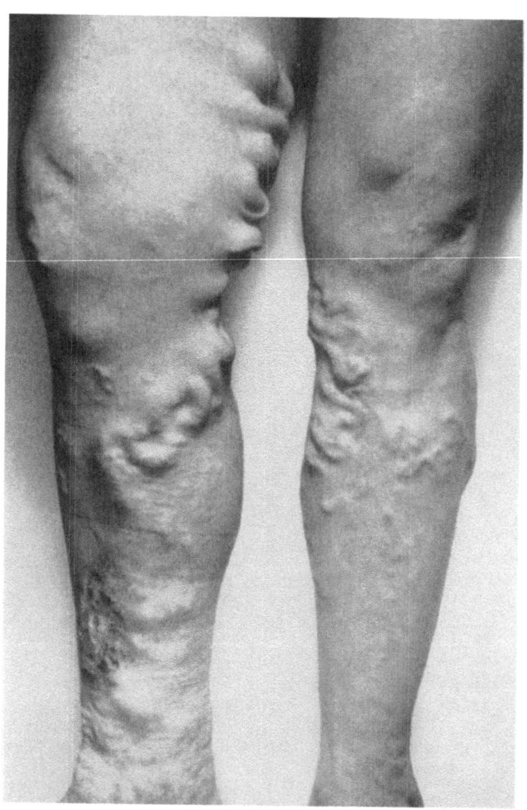

Abb. 5. Sehr starke Varikosis bei 118 kg schwerem, 61jährigen Mann. Ulcus cruris über
der Tibia in der unteren Hälfte des Unterschenkels. Beachte die Verdickung des varikösen
Beines infolge der starken Varikosis. Es hat nie eine Thrombose stattgefunden

6

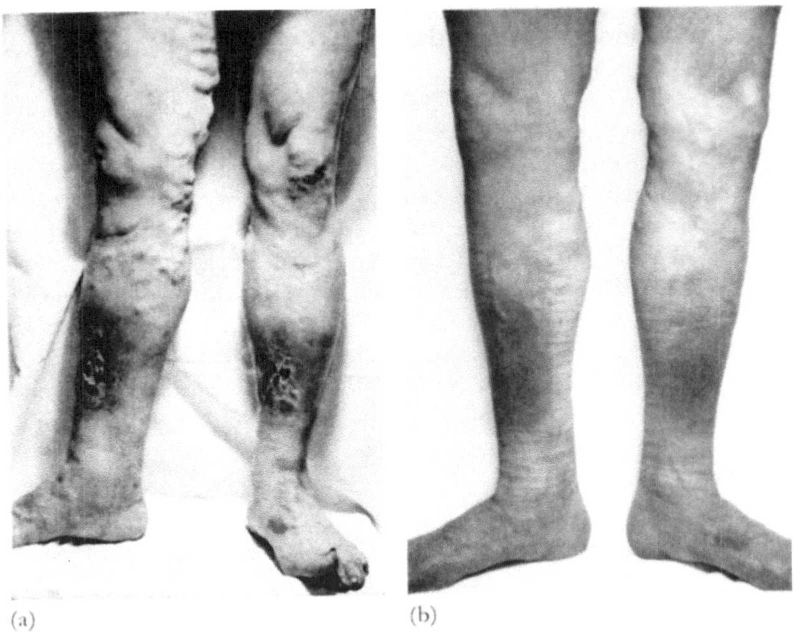

(a)                                  (b)

Abb. 6a u. b. (a) Starke Varikosis mit Ekzemen und Ulzerationen an beiden Unterschenkeln. Beinödeme, 50jähriger Mann. (b) Zustand nach 4 Konsultationen, 1 Monat nach Behandlungsbeginn. 7 Verödungsinjektionen mit Variglobin 2-, 4- und 8%ig. 8 Inzisionen zur Entleerung der intravarikösen Blutretention und Kompressionsverbände. (Ulzera waren nach 14 Tagen geschlossen.)

Das Wichtigste bei der Behandlung dieser wie aller übrigen venösen Beinerkrankungen ist daher die *Vermeidung der Schwellungen.* Diese Therapie übertrifft an Wirksamkeit jede andere Behandlung (Salben, Tabletten). Wenn das Bein durch einen genügend straff angelegten Verband vollkommen ödemfrei geworden ist, können Varizen mit Erfolg behandelt werden und Beingeschwüre zuheilen.

# 3. Geschwollene Beine (Ödeme)

Die *Stase (Blutstauung)* in den Beinen und die dadurch bedingten *Beinschwellungen* können verschiedene Ursachen haben. Am bekanntesten sind Schwellungen der Beine *bei Versagen des Herzens (kardiale Beinödeme)*. Sie entstehen besonders, wenn der Patient längere Zeit auf den Beinen ist, ähnlich wie venöse Ödeme, zuerst um die Fußgelenke, also an den untersten Körperteilen. Sie verschwinden oft im Liegen, wenn das Herz sich wieder erholt hat, oder verteilen sich bei schlechtem Herzbefund auf den ganzen Körper, vor allem auf diejenigen Stellen, die im Liegen zu unterst sind (Rücken, Lendengegend). Auch wenn das Herz durch Medikamente gestützt und das Wasser durch Entwässerungsmittel (Diuretika) entfernt wird, können die Beinschwellungen etwas zurückgehen. Nach einer solchen Entwässerung, die gewöhnlich auch eine Erniedrigung des zu hohen Blutdruckes ergibt, ist das Herz meist wieder imstande kräftiger zu arbeiten und sich, unterstützt durch Herzmittel, zu erholen.

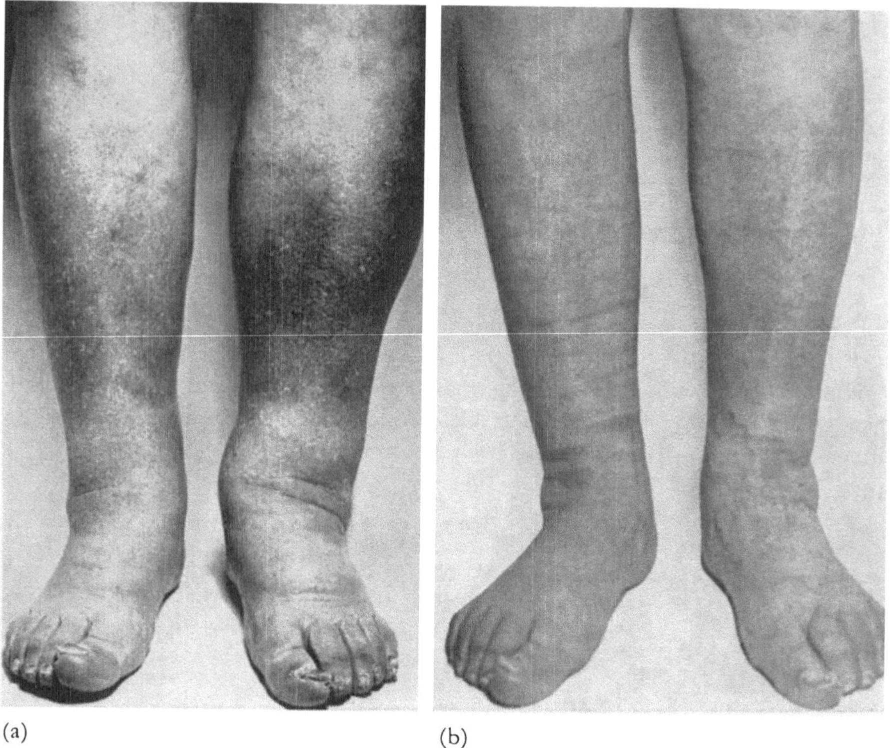

(a)                                                    (b)

Abb. 7a u. b. (a) Beinödeme bei 51jähriger Patientin, nach überstandener beidseitiger tiefer Thrombose vor 18 Jahren. Starke Blauverfärbung, in der schwarz/weiß Aufnahme wesentlich dunkler erscheinend. (b) Zustand nach $2^1/_2$ Monaten. Kompressionstherapie

---

Abb. 8. (a u. b) Stark nässendes Ekzem und Ulcus cruris bei Varikosis und Ödemen. 62jähriger Landwirt. (c) Zwei Monate nach Behandlung mit Schaumgummi-Kompressionsverbänden und Verödungsinjektionen, Rückgang der Ödeme. (d) Zustand 13 Jahre nach Beginn der Behandlung. Die Beine sind geschlossen geblieben. Das Ekzem hat sich nicht wieder gebildet. Der Patient hat allerdings die Beine all die Jahre ständig eingebunden

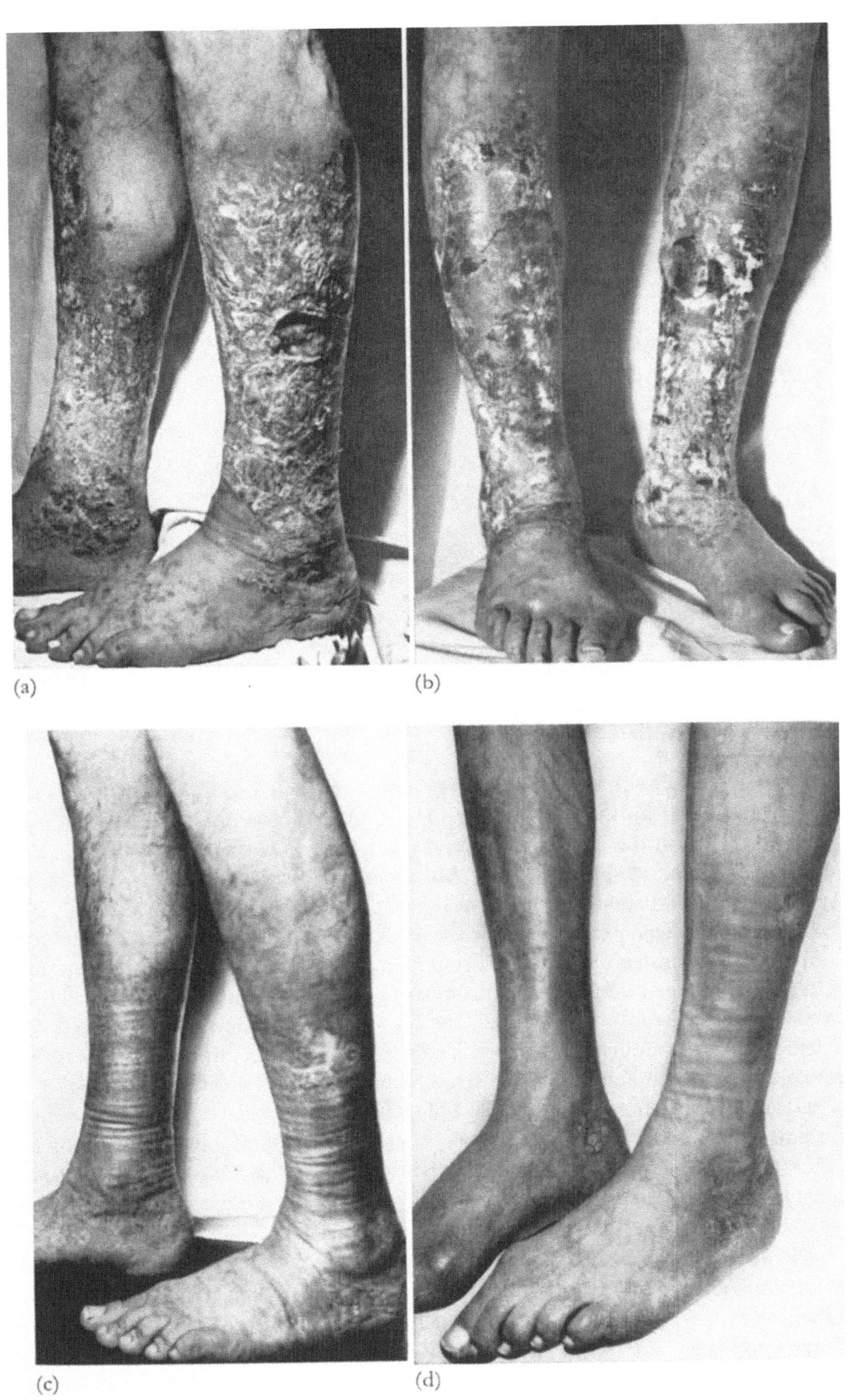

Abb. 8a—d s. Legende auf gegenüberliegender Seite

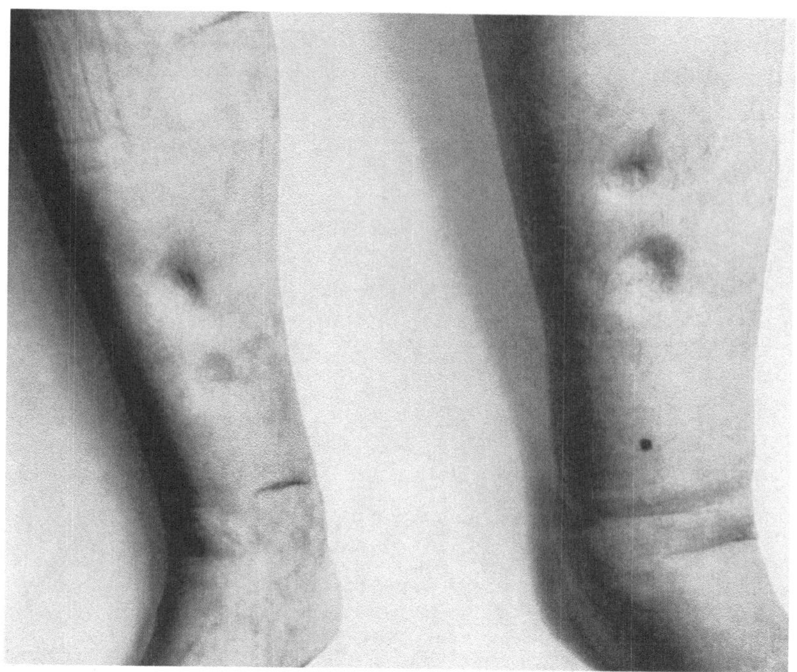

Abb. 9. Nachweis von Ödemen: bei Druck mit dem Daumen über der Tibia (Schienbein) bildet sich eine Delle

Dagegen verschwinden *venöse Beinödeme* beim Liegen regelmäßig und verteilen sich nicht auf den übrigen Körper, wie Herzödeme. Wenn sie nicht zu stark sind, genügt dazu schon die Bettruhe während einer einzigen Nacht. Auf alle Fälle sind venöse Beinödeme am Morgen, beim Aufstehen, immer wesentlich geringer als am Abend, wenn der Patient den ganzen Tag auf den Beinen stehen mußte. Bei sehr starken Schwellungen genügt aber die Liegezeit während einer Nacht nicht zum vollkommenen Schwinden der Ödeme. Dann kann nur ein kräftiger *Kompressionsverband* helfen. Sind Varizen vorhanden, müssen diese nach Behebung der Ödeme entfernt werden. Bei Veneninsuffizienz nach überstandener tiefer Thrombose müssen die Ödeme durch tagtägliche, oft lebenslänglich anzulegende, straffe Kompressionsverbände oder einen entsprechend starken Gummistrumpf vermieden werden.

Damit lassen sich sofort auch alle Folgeerscheinungen der Ödeme, wie venöse Ekzeme (Hautausschläge), Ulcera cruris, nächtliche Beinkrämpfe, die meistens mit venöser Insuffizienz zusammenhängen, beseitigen. In vielen Fällen ist auch eine auffallende Besserung der Herzinsuffizienz bemerkbar, wenn die Beinödeme durch Kompression zum Verschwinden gebracht worden sind.

Die venöse Stase in den Beinen entsteht also infolge ungenügenden Blutrückflusses im Venensystem bei Varizen, bei Insuffizienz des tiefen und oberflächlichen Venensystems, wegen zu weniger oder defekter Klappen in den tiefen Venen und Kommunikanten, z. B. nach Venenentzündungen. Diese Ödeme durch das Einnehmen der so modernen und jetzt so viel gebrauchten Diuretika beseitigen zu wollen ist, im Gegensatz zu Herzödemen, unnötig und unrichtig, weil es nur schon

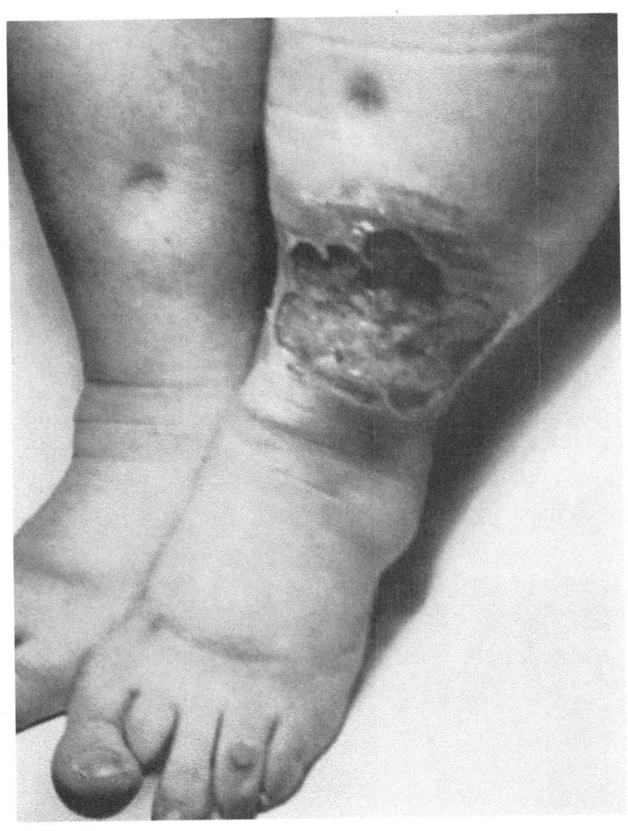

Abb. 10. Dellenbildung nach Druck mit dem Finger über der Tibia oberhalb des Ulcus bei starken postthrombotischen Ödemen und Ulcus cruris. Unter solchen Ödemen können Ulzerationen niemals zuheilen. Erst die Entfernung dieser Ödeme mit Kompressionsverbänden, eventuell mit Gummistrumpf kann eine Heilung bewirken

mit dem Anlegen eines einfachen Kompressionsverbandes oder dem Tragen eines guten Gummistrumpfes viel besser gelingt, solche Ödeme zu beseitigen. Zudem vermindert ein Diuretikum das Wasser nur solange, als es ständig eingenommen wird und dann niemals so rasch und so vollkommen wie das eine gute Kompression tut.

*Zusammengefaßt also : Versuche nie, deine infolge venöser Insuffizienz geschwollenen Beine mit diuretischen Mitteln zum Abschwellen zu bringen. Das gelingt mit einem Kompressionsverband oder einem gut wirksamen Gummistrumpf viel rascher, vollkommener und dauerhafter, wobei zugleich eine viel bessere heilende Wirkung auf die Folgezustände der Ödeme ausgeübt wird.*

**Von der Behebung der Ödeme hängt eine erfolgreiche Behandlung venöser Beinleiden ab. Hier ist die verständige Mitarbeit des Patienten von größter Bedeutung.**

Den Nachweis von Ödemen kann der Patient leicht selbst erbringen, wenn er mit dem Daumen während 10—20 Sekunden kräftig auf das Schienbein drückt. Sind Ödeme vorhanden, so bleibt eine Delle zurück, die nach einigen Minuten wieder verschwindet.

11

Diese Kontrolle muß vor allem am Abend durchgeführt werden, wenn die Schwellungen am stärksten sind.

Zur Behebung der venösen Beinödeme ist notwendig:

1. Richtiges, straffes Einbinden der Beine oder Tragen eines guten Gummistrumpfes (s. Abschnitte 17—19).

2. Richtige, ausgiebige Bewegung (s. Abschnitt 21).

3. Richtiges Schuhwerk, um ausgiebige Bewegung zu ermöglichen (s. Abschnitt 21).

4. Richtige Kleidung, zur Vermeidung von Stauungen (s. Abschnitt 21).

5. Richtige Ernährung, zur Vermeidung jedes Übergewichtes (s. Abschnitt 21).

Es ist sinnlos und falsch, venöse Beinschwellungen durch Bettruhe oder Hochlagern des Beines heilen zu wollen, da die Abschwellung dabei nur solange dauert, als der Patient liegt, aber sofort wieder auftritt, sobald er aufsteht, ja sogar noch zunimmt, weil durch langes Liegen die Venenwand und damit die Venenzirkulation noch mehr geschwächt wird.

# 4. Krampfadern (Varizen)

Unter *Varizen* oder *Krampfadern* versteht man sack- oder schlauchartig überdehnte, meist geschlängelt verlaufende Venen, die unter der täglichen Belastung aus normalen oberflächlichen Venen entstehen.

Schätzungsweise leidet ein Drittel aller Frauen, die schon ein- oder mehrmals geboren haben, an Krampfadern. Beinvarizen kommen bei Frauen etwa dreimal häufiger vor als bei Männern, weil bei der Frau Schwangerschaften oft auslösend wirken. Nach der Geburt gehen solche Varizen gewöhnlich teilweise zurück — um allerdings bei einer neuen Schwangerschaft stärker wieder aufzutreten.

Die bekannte Schlängelung der Varizen ist Ausdruck eines Elastizitätsverlustes (Überdehnung) der Venenwand. Durch die Erweiterung des Veneninnenraumes schließen die Klappen nicht mehr, wodurch eine Rückstauung entsteht. Die Beinvenen des Menschen haben infolge der aufrechten Haltung eine viel größere Belastung auszuhalten als die der Säugetiere, bei denen infolge des Ganges auf vier Beinen die Höhe der Blutsäule über den Beinvenen nur einen Teil derjenigen beim aufrechtgehenden Menschen beträgt.

Gerade verlaufende, vorstehende Venen, wie man sie bei Schwerarbeitern, Sportlern und namentlich bei alten, sehr mageren Leuten an Armen und Händen oft sieht, sind keine Varizen und nicht krankhaft.

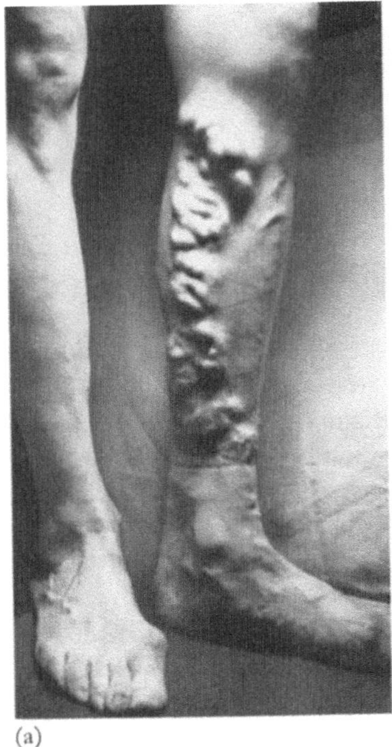
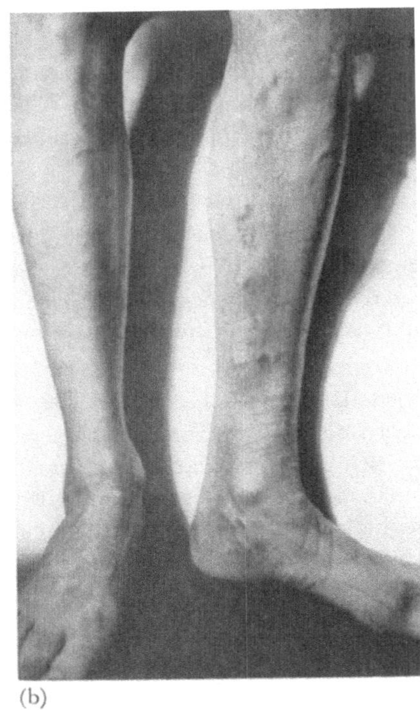

(a)  (b)

Abb. 11. (a) Schwere Varikosis bei einem 50jährigen Mann. (Primäre Varizen.) (b) Zustand nach total 4 Verödungs-Injektionen in 4 Konsultationen. 5 Wochen nach Behandlungsbeginn. Während der ganzen Behandlungsdauer arbeitsfähig

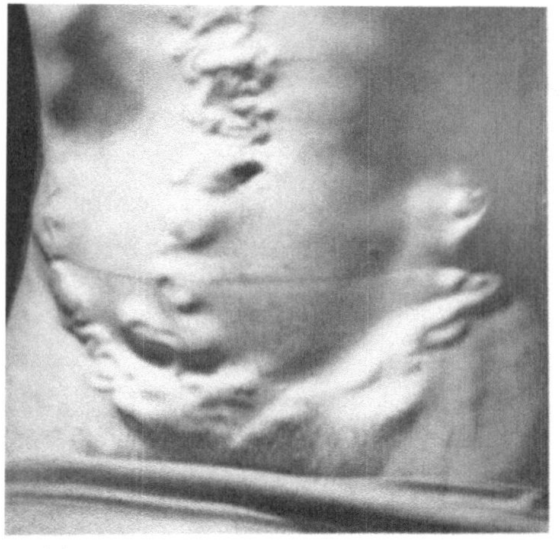
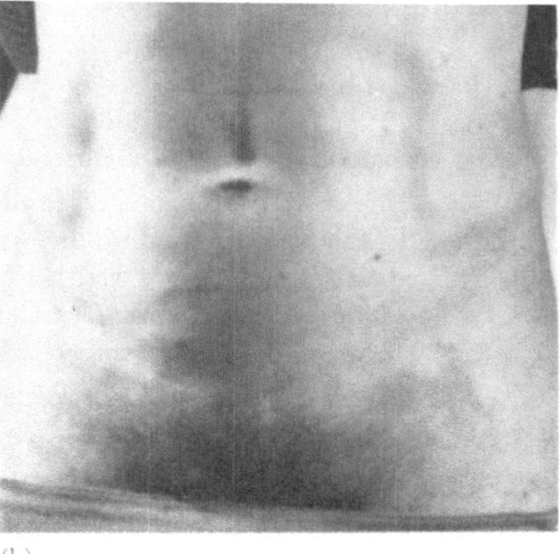

(a)                                                    (b)

Abb. 12. (a) Große Bauchvarizen bei 35jährigem Gärtner, nach tiefer Bauchvenenthrombose infolge Appendizitis (sekundäre Varizen). (b) Zustand 1 Jahr nach Behandlung während der Arbeit

Es werden *„primäre"* und *„sekundäre"* *Varizen* unterschieden. *Primäre Varizen* entstehen bei erblicher Veranlagung, besonders in Stehberufen und bei Schwangerschaften.

Im allgemeinen zeigen sie sich erst nach der Pubertät, besonders bei Personen, die oft lange stehen müssen oder von Vater oder Mutter das Leiden (Venenwandschwäche und Klappenmangel) erblich übernommen haben. Auch bei Schwangerschaften können Varizen zum ersten Mal auftreten. Schon bei Kindern im Alter von 8—10 Jahren entstehen ausnahmsweise „primäre" Varizen.

Es wird kaum eine andere Krankheit mit so großer Regelmäßigkeit vererbt wie primäre Krampfadern, oft ist beim Nachkommen sogar dasselbe Bein erkrankt. Die Vererbung kann manchmal auch eine Generation überspringen, indem die Erkrankung nicht bei den Eltern, sondern bei den Großeltern vorhanden war.

*Sekundäre Varizen* sind meist die Folge früher überstandener tiefer Thrombosen, welche Klappendefekte in den tiefen Venen zurückgelassen haben. Der Druck der ganzen Blutsäule bis zum Herzen lastet dadurch auf den oberflächlichen Venen, so daß sich diese erweitern. Sekundäre Varizen können auch infolge Stauung durch Tumoren entstehen, die z. B. im Bauch auf die große Hohlvene oder im Becken auf die Beckenvenen drücken und so eine Stauung mit stark aufgetriebenen, meist bläulich angelaufenen Beinen verursachen.

Bei akuter tiefer Thrombose sind die tiefen Venen anfänglich verstopft und die oberflächlichen Venen haben auch in diesem Fall den ganzen venösen Rückfluß zu bewältigen. Nach Rekanalisation der tiefen Venen, die, meist $^{1}/_{4}$—1 Jahr nach überstandener tiefer Thrombose, in etwa 90% eintritt, sind die Klappen defekt und können sich nicht mehr regenerieren.

Sekundäre Varizen können, außer an den Beinen, auch an anderen Stellen auftreten, z. B. an der Bauchwand nach Bauchvenenthrombose, an den Armen nach

14

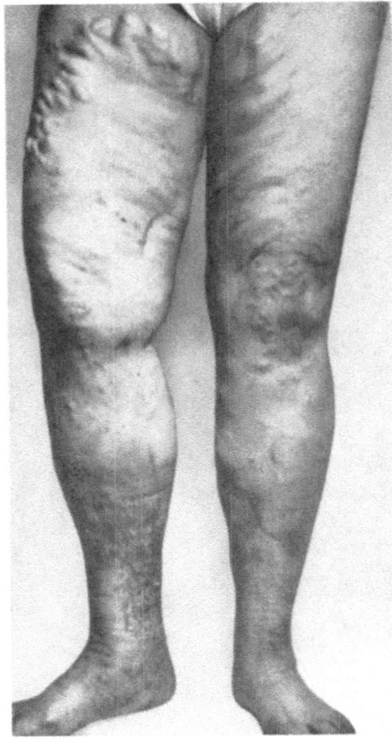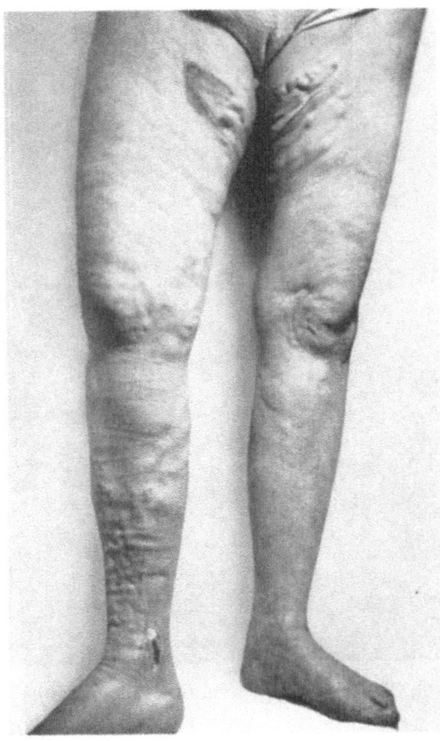

Abb. 13                          Abb. 14

Abb. 13. 64jährige Patientin. Status nach Varizenoperation vor 10 Jahren. Operationsnarben noch deutlich sichtbar. Schwere Rezidive. Ekzem und Ulcusbildung in der Narbengegend am rechten Unterschenkel

Abb. 14. Ulcus cruris bei Varikosis. Zustand 4 Jahre nach Varizenoperation. Die Narben sind noch gut sichtbar (zur Verdeutlichung im Foto angezeichnet). Varizenrezidive besonders in der Narbengegend. Trotz Operation wieder Ulcusbildung am rechten inneren Knöchel

überstandener Thrombose einer Armvene, an den inneren Organen, wie Speiseröhre, Magen, Darm, Leber, nach Erkrankungen dieser Organe mit Abflußbehinderung des venösen Blutes (z. B. Leberzirrhose) oder als Folge einer Cavathrombose (Thrombose der großen Körperhohlvene). Weitaus am häufigsten kommen Varizen aber an den Beinen vor.

Manchmal kann auch ein Unfall die Ursache von Krampfadern sein, indem an der Stelle einer Quetschung oder Verletzung nach einiger Zeit Varizen entstehen. Oft findet man daher Varizen auch in den Narben von Varizenoperationen, die gelegentlich, nach einigen Jahren, ebenso groß werden können wie die vor der Operation vorhandenen Varizen oder in dem durch die Operation geschwächten Gewebe noch größer werden.

Mit dem Alter nimmt die Neigung zur Varizenbildung zu, weil die Gewebe mit den Jahren erschlaffen und alte Leute vermehrt unter Ödemen leiden, wodurch die Venenklappen insuffizient werden können.

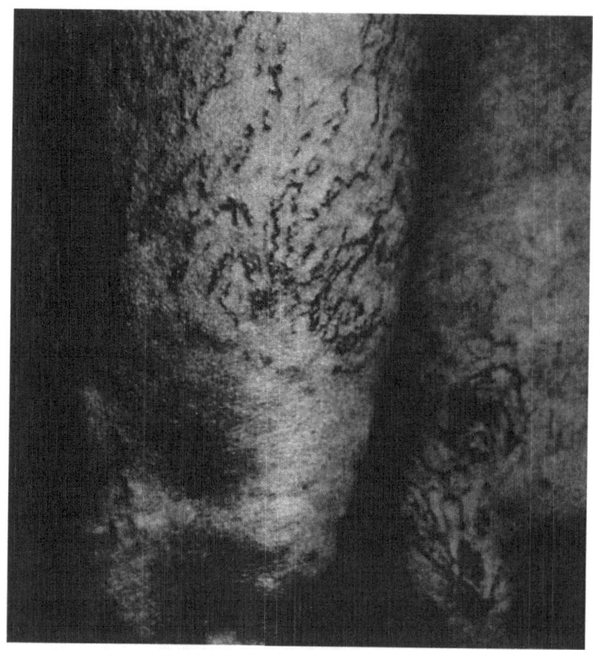

Abb. 15. 45jährige Patientin. Ausgedehnte Besenreiservarizen an beiden Oberschenkeln

## Besenreiser-Varizen

Es gibt Patienten, bei denen neben großen Varizen — oft auch ohne diese —, ganze Bezirke kleiner und kleinster oberflächlicher Venenerweiterungen, sog. „Besenreiser-Varizen" bestehen.

Obwohl solche Besenreiser keine Schmerzen verursachen, sind sie für die Trägerinnen kosmetisch oft störend. Sie treten besonders bei Frauen nach mehreren Geburten auf und können während der Schwangerschaft recht ausgedehnt sein. Aber auch hier gehen sie meist sehr stark zurück, sobald einmal die Ödeme durch einen guten Kompressionsverband beseitigt sind. Außer der Kompressionstherapie sollte während der Schwangerschaft nichts unternommen werden, weil solche Besenreiser nach der Geburt meist weitgehend von selbst verschwinden. Außerhalb der Schwangerschaft hat die Verödungstherapie recht gute Resultate, wenn auch nicht immer alle Besenreiser bis auf die kleinsten Ästchen beseitigt werden können. Dagegen kann eine Operation kaum eine Wirkung haben.

Auch bei Nichtgraviden ist längeres Tragen eines Kompressionsverbandes oder Gummistrumpfes neben der Verödung das beste Mittel, um Besenreiser zu bessern.

## Corona phlebectatica

Unter der Bezeichnung Corona phlebectatica werden Bezirke von kleinen Venenerweiterungen an der Außen- und besonders der Innenseite des venös gestauten Fußes beschrieben, die beim stehenden Patienten, aber auch besonders während der Schwangerschaft oft vorkommen. Auch diese Corona phlebectatica läßt sich mit der Verödungstherapie bessern (s. Abb. 18a u. b).

16

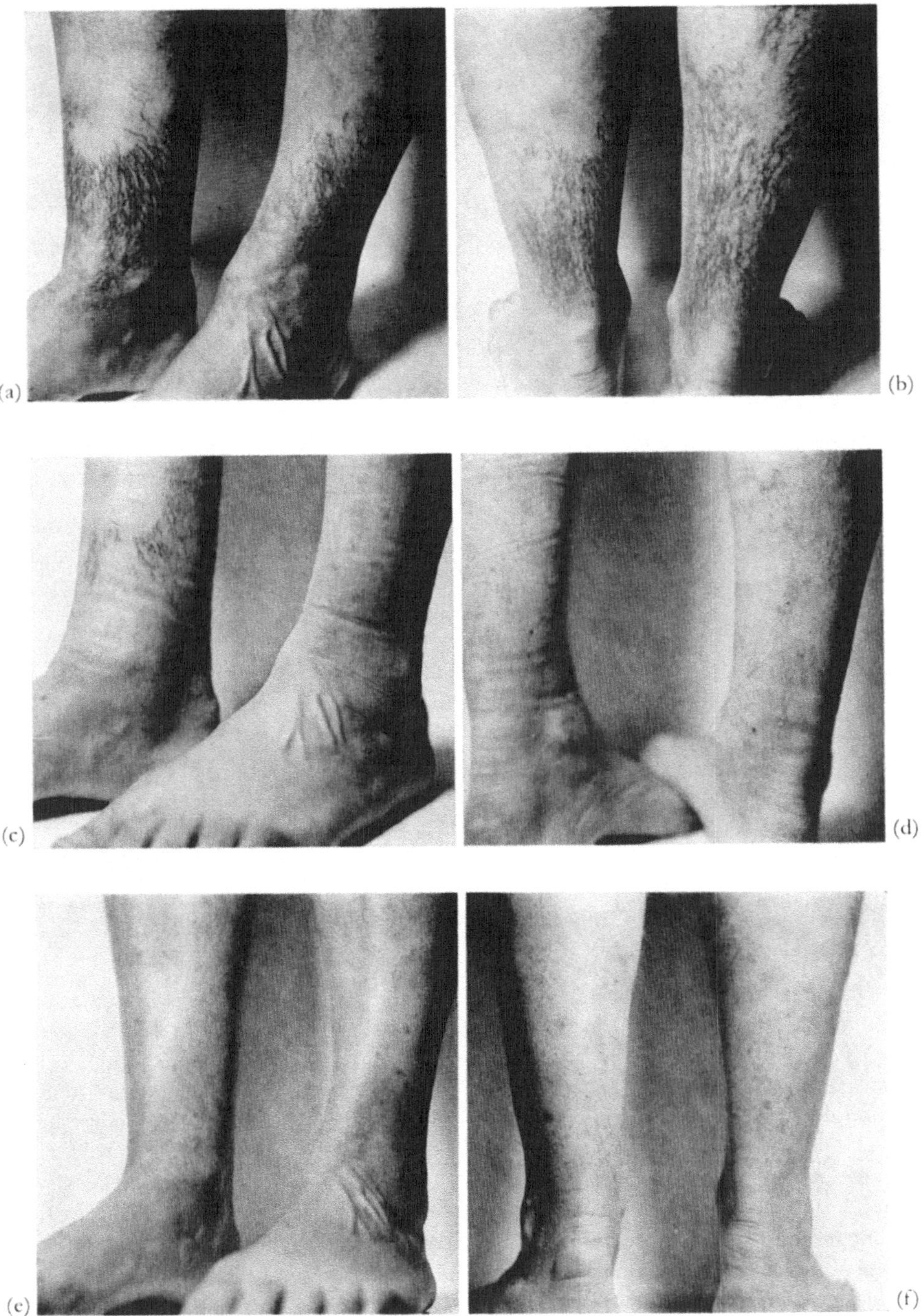

Abb. 16. (a u. b) Starke Besenreiservarikosis beider Unterschenkel, Vorder- und Rückseite bei 64j. Patientin. (c u. d) Zustand nach 3 Monaten, nach einmaliger Behandlung pro Woche (intravenöse und intracutane Injektionen von Aethoxysklerol $^1/_2$—1%ig. (e u. f) Zustand nach weiteren 5 Behandlungen, 11 Wochen später

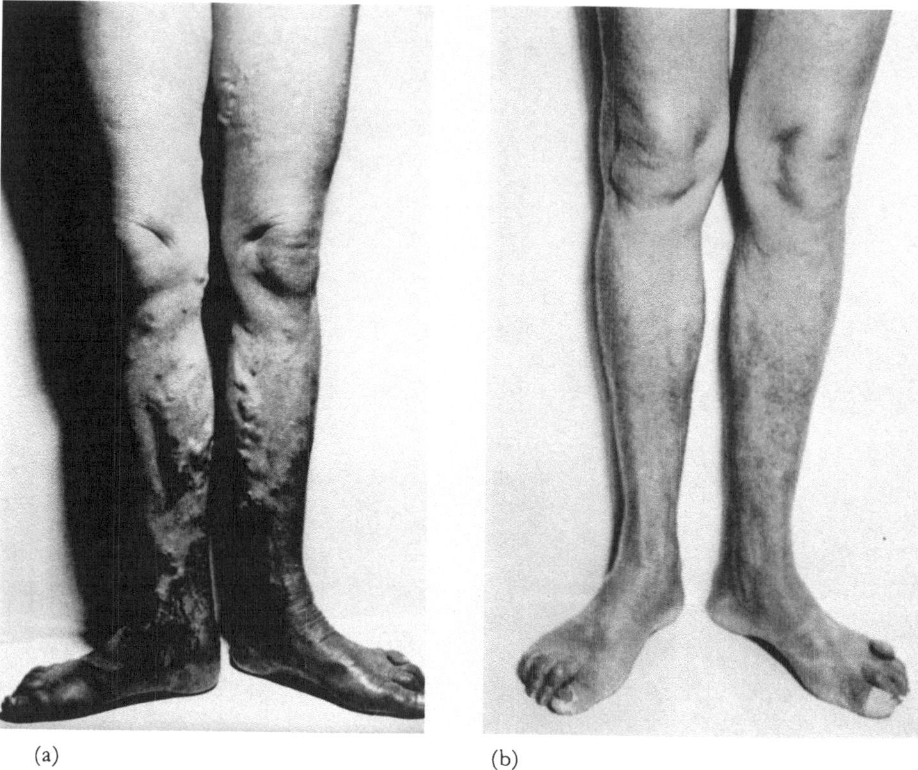

(a) (b)

Abb. 17. (a) 58jährige Patientin. Ausgesprochen starke Besenreiservarikosis bei großen Varizen am Unter- und Oberschenkel, links bis zur Leiste reichend. Starke Cyanose beider Füße. (b) Zustand nach 1¹/₂ Jahren, nach 10 Verödungsbehandlungen

## Schwangerschaftsvarizen

In der Schwangerschaft sind neben der konstitutionellen Neigung zur Varizenbildung auch hormonale Einflüsse schuld am Auftreten von Varizen, so daß in dieser Zeit Krampfadern vermehrt auftreten und sehr lästig werden können. Es ist also bei Schwangeren sicher nicht nur die Belastung durch die vergrößerte Gebärmutter und damit der Druck auf die venösen Gefäße schuld an der Varizenbildung, sondern es muß auch ein Einfluß der während der Schwangerschaft vermehrt gebildeten Hormone angenommen werden (Progesteron). Sobald, z. B., das Kind in der Gebärmutter abstirbt, werden die Krampfadern kleiner, auch wenn die tote Frucht noch nicht ausgestoßen ist. Eine sehr rasche Varizenvergrößerung läßt schon in den ersten zwei Monaten eine Gravidität vermuten und kann als wahrscheinliches Schwangerschaftszeichen dienen. Immer wieder geben Frauen an, daß ihre Krampfadern mit der ersten Schwangerschaft auftraten und mit jeder weiteren Gravidität größer geworden sind. Aber auch während der Schwangerschaft kommen Varizen nur bei solchen Patientinnen vor, die erblich belastet sind und bei denen bereits Vater oder Mutter oder Großeltern Varizen hatten.

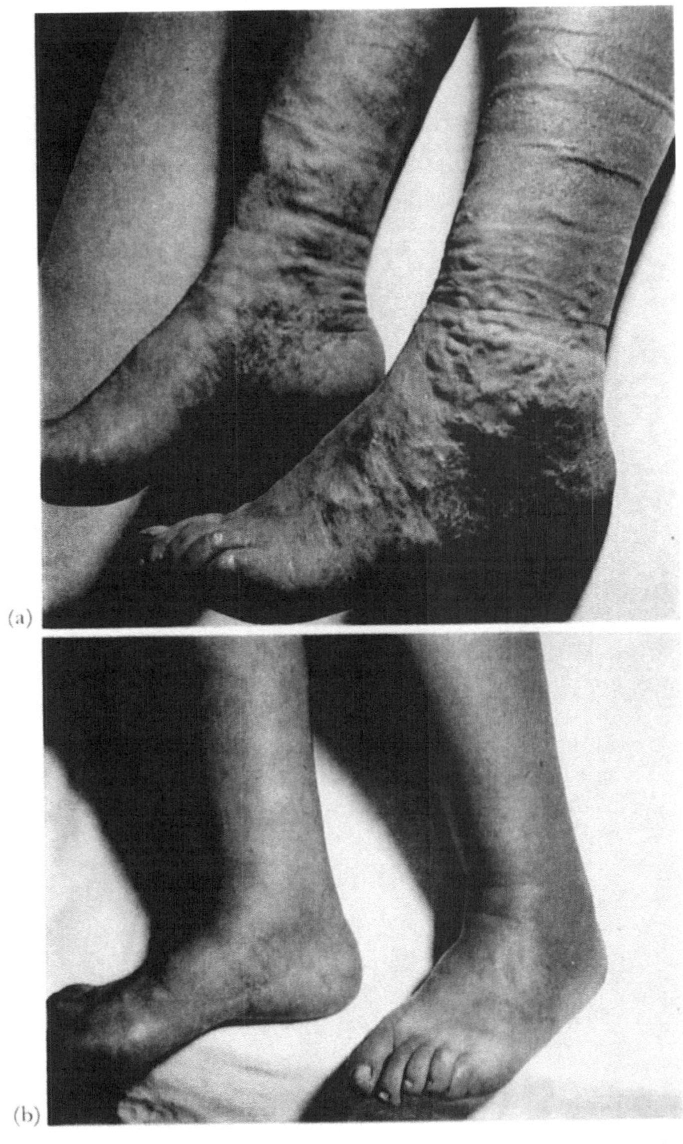

Abb. 18. (a) Ausgeprägte Corona phlebectatica (van der Molen) bei einer Graviden im 7. Schwangerschaftsmonat. Die Patientin hat daneben noch große Varizen an beiden Beinen und an der Vulva. Behandlung: Varizenverödung während der Gravidität. Auch Verödung der größeren Varizenstränge oberhalb der Corona. Damit bessern sich schon während der Schwangerschaft Varikosis und Corona phlebectatica wesentlich, ohne daß die kleineren Varizen in der Corona selbst injiziert werden müssen. (b) Zustand $^1/_4$ Jahr nach der Geburt

Während bei Frauen, die nie eine Schwangerschaft durchgemacht haben, die Varikosis ungefähr gleich häufig vorkommt wie bei Männern, ist sie bei Frauen, die geboren haben, viel häufiger als bei Männern. 30% der Erstgebärenden und 55% der Mehrgebärenden sind Varizenträgerinnen.

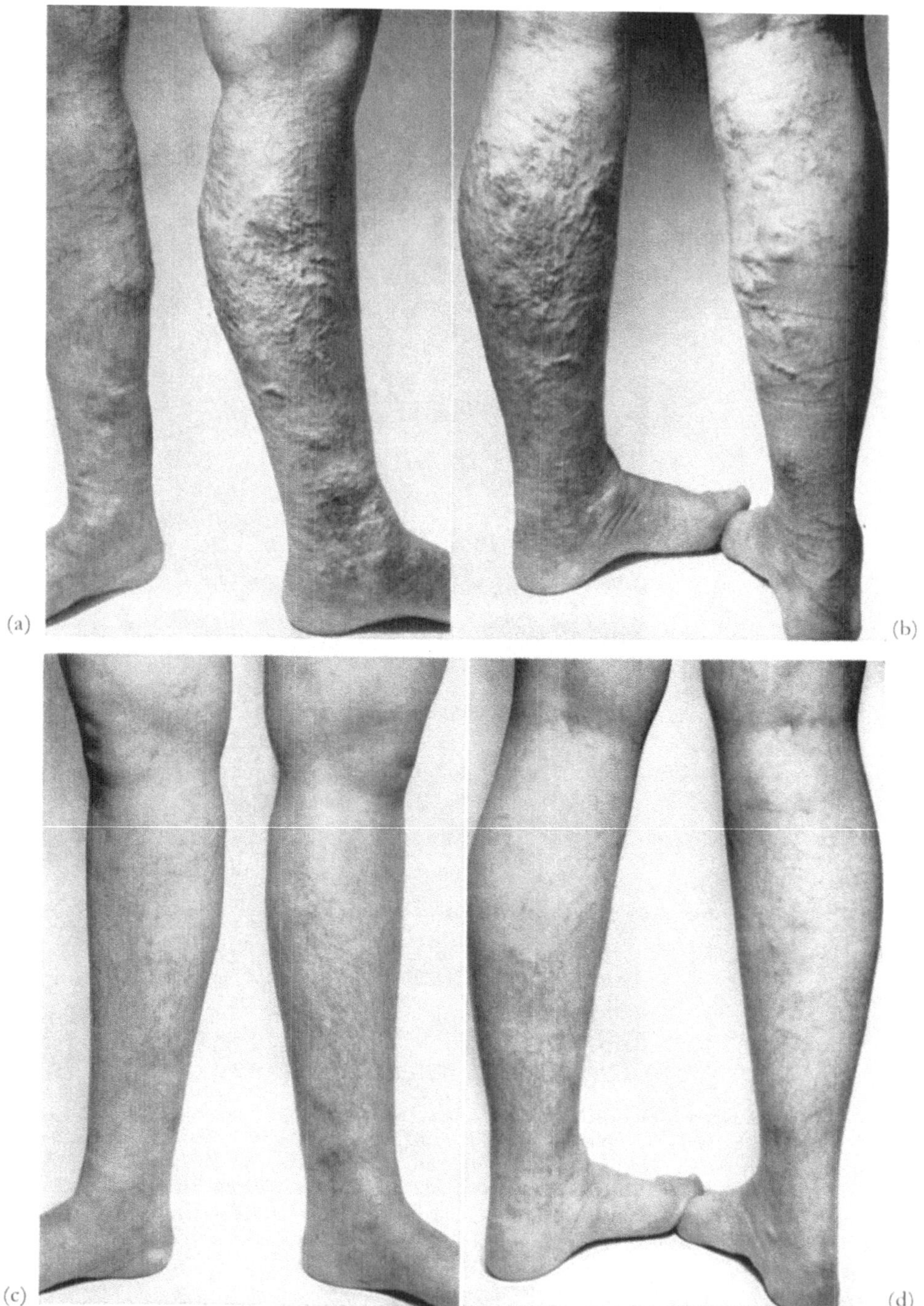

Abb. 19. (a u. b) Starke Varikosis während der Schwangerschaft bei 22jähriger Frau im 6. Monat. Zahlreiche Varikothrombosen. Nicht alle diese Varizen können während der Gravidität zum Verschwinden gebracht werden. Es wurden in 4 Konsultationen nur die allergrößten behandelt und die Beine während der ganzen Gravidität eingebunden. Der größte Teil der kleineren Besenreiser verschwindet von selbst nach der Geburt. (c u. d) Zustand 2 Monate nach der Geburt. Verödungsinjektionen während der Schwangerschaft. Kompression

# 5. Behandlung der Varizen

Ist es überhaupt nötig, Varizen zu entfernen und welches sind die Gründe dafür?

*Primäre Varizen*, die dem Träger nicht die geringsten Beschwerden bereiten, sind oft nicht viel mehr als Schönheitsfehler. Besonders bei Männern sind sie unter den Beinkleidern nicht sichtbar und stören kosmetisch höchstens beim Sport. Wenn solche Varizen schmerzlos sind und auch gegen Abend nie geschwollene Beine verursachen, müssen sie nicht unbedingt entfernt werden. Es besteht allerdings die Gefahr, daß solche Patienten z. B. nach Operationen, wenn sie längere Zeit das Bett hüten müssen, an ihren Varizen Thrombosen erleiden, weil jede, auch eine primäre Varikosis, besonders bei Bettruhe eine Zirkulationsverlangsamung bedingt.

Wenn Varizen nicht allzu viele Beschwerden bereiten und auch keine Beseitigung aus kosmetischen Gründen verlangt wird, kann der Patient einfach sein *Bein einbinden* oder einen *guten Gummistrumpf* tragen, ohne daß die Varizen beseitigt werden müssen. Damit können variköse Symptome sich bessern. Allerdings wird eine *ständige Kompression* nötig sein, wenn eventuelle Beinödeme dauernd zum Verschwinden gebracht werden sollen.

Frauen, mit ihren durchsichtigen Strümpfen, empfinden oft schon eine leichte Varikosis als störend. Oft sind daher bei Frauen kosmetische Gründe ausschlaggebend, wenn sie von ihren Varizen befreit sein möchten. Da die Injektionsbehandlung eine recht wenig eingreifende Therapie, ohne Bettruhe und ohne Unterbrechung der gewohnten Tätigkeit darstellt, kann mit ihr auch allein aus kosmetischen Gründen eine Varizenbehandlung verantwortet werden.

Durch Varizen verursachte Beschwerden sind leicht durch Einbinden der Beine zu ermitteln, indem die meist während der Nacht auftretenden Krämpfe durch die Kompression verschwinden.

Sind die Beschwerden nicht durch Varizen, sondern z. B. durch eine Erkrankung der Arterien bedingt, dann können sie unter dem Kompressionsverband nicht ganz verschwinden.

Vor der Behandlung venöser Erkrankungen muß daher auch die arterielle Zirkulation geprüft werden. Meist lassen die Klagen des Patienten eine arterielle Erkrankung vermuten. Er wird schon mit den ersten Worten über typische arterielle Krankheitssymptome klagen (intermittierendes Hinken nach kurzer Gehstrecke, Blauverfärbung der Zehen, Ulzerationen in der Peripherie (Zehenspitzen). Zur Erkennung einer Erkrankung der Beinarterien werden die Pulse am Fußrücken, hinter dem inneren Knöchel, in der Kniekehle und in der Leiste getastet. Falls diese Pulse nicht fühlbar sind, wird zunächst eine Oszillometermessung an Wade und Fuß vorgenommen. Sind auch diese Werte nicht in Ordnung, wird in manchen Fällen eine Arteriographie (Röntgenaufnahme der Beinarterien) nötig sein.

Für eine erfolgversprechende Behandlung der Varikosis kommt nur die *Entfernung der Varizen* in Frage. Physikalische Anwendungen, Badekuren, Lehmumschläge, Hochlagern, Salbenbehandlungen u.a.m. sind meist nur vorübergehend wirksam. Zur Behandlung des varikösen Symptomenkomplexes werden oft perorale Venenmittel empfohlen, wie Doxium, Esberiven, Essaven, Fragevix, Mediaven, Sandoven, Venalot, Venocuran, Venoruton, Venotensor. Sie eignen sich zur Prophylaxe und zur unterstützenden Therapie. Bei Patienten mit erhöhter Kapillarpermeabilität und entsprechenden Ödemen können diese Medikamente eine Besserung bringen, besonders wenn sie mit Kompressionsverbänden kombiniert werden. Die so häufigen nächtlichen Beinbeschwerden (Beinkrämpfe) sprechen auf Behandlung mit diesen peroralen Venenmitteln oft an, immer aber bei gleichzeitiger Kompressionsbehandlung mit Verbänden oder Kompressionsstrümpfen.

## Varizen mit Komplikationen

Wenn große Varizen — auch primäre —, starke Ödeme verursachen, so bedingen sie oft auch andere schwere Nebenerscheinungen, wie Ulcera cruris, Beinekzeme, oberflächliche und tiefe Thrombosen. *Daher ist es am Platz, solche Varizen zu entfernen* und damit auch die bei Ödemen oft vorhandenen nächtlichen Beinkrämpfe zu beheben. Mit der Beseitigung der Varizen sind auch die Krämpfe verschwunden. Das Resultat der Behandlung ist damit definitiver, als wenn nur ein Kompressionsverband ohne Varizenbehandlung angelegt wird, wobei die Ödeme mit ihren Folgen meist bald wieder auftreten.

*Sekundäre Varizen* sind, wie bereits auf S. 14 dargelegt, Varizen, die meistens infolge einer früher überstandenen Erkrankung der tiefen Venen entstanden sind. Nach einer solchen Erkrankung treten regelmäßig Beinödeme auf, in deren Folge bei 50—70% aller Patienten mit überstandener tiefer Venenentzündung Beingeschwüre, Beinekzeme und vor allem sehr starke, krampfartige Schmerzen sich einstellen können. Einige Jahre nach überstandener tiefer Thrombose sind Krampf-

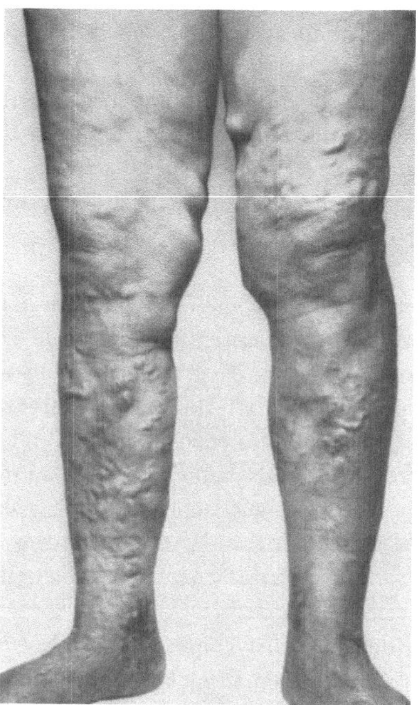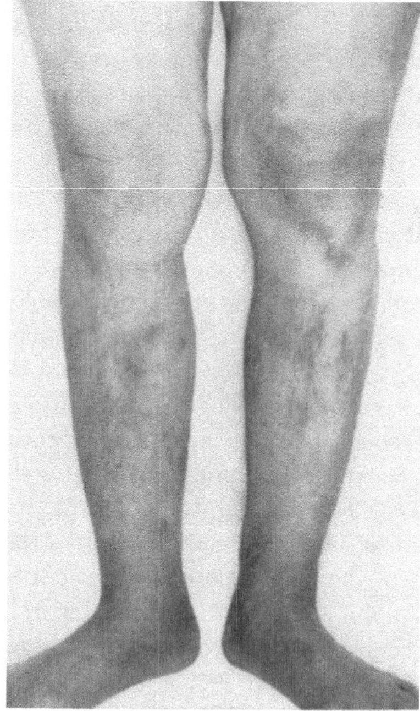

Abb. 20. (a) Beidseitige Varikosis. Varikothrombose am rechten Ober- und Unterschenkel, Beinödeme, Ulcus cruris und umgebendes Ekzem am rechten inneren Knöchel bei 48jähriger Frau (primäre Varizen). (b) Zustand nach 4 Monaten nach 9 Konsultationen, jeweils 4—7 Verödungsinjektionen Variglobin 4- und 8%ig. Inzision der Thrombose (1½ Monate nach Schluß der Behandlung)

22

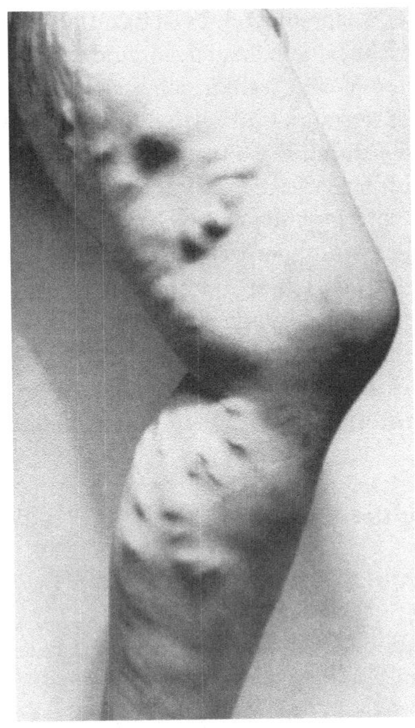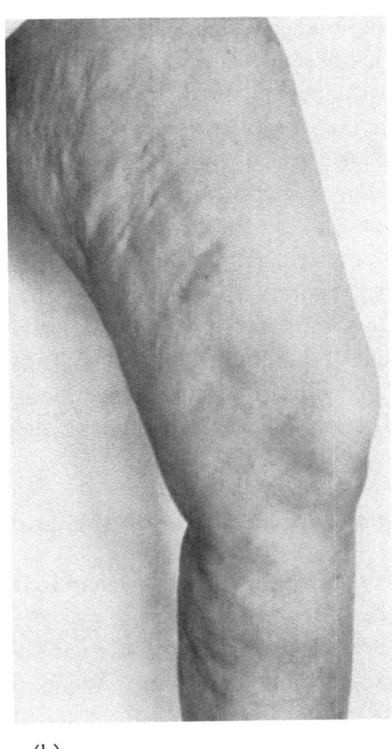

(a)           (b)

Abb. 21. (a) Einseitige starke Varikosis bei einer 52jährigen Frau, nach einer vor 13 Jahren überstandenen tiefen Thrombose mit Embolie (sekundäre Varizen). Der Röntgenologe rät auf Grund der Phlebographie von einer Verödungstherapie ab und glaubt, daß nur eine Operationsbehandlung möglich sei, da ausgedehnte insuffiziente Perforantes und eine starke Erweiterung der tiefen Venen vorhanden sind. Trotzdem wurde die Injektionsbehandlung, auf Wunsch der Patientin, durchgeführt. (b) Zustand nach Verödungsbehandlung mit Variglobin 8- und 4% nach 5 Sitzungen. Aufnahme nach 4 Monaten

adern festzustellen, welche ihrerseits wieder vermehrt Ödeme und Neigung zu Beingeschwüren verursachen.

Wenn die sekundären Varizen entfernt werden, kann man nicht erwarten, daß das ganze postthrombotische Zustandsbild geändert wird. Immerhin kann aber die Beseitigung der sekundär entstandenen Varizen durch Verödung jenen Teil der Stauung beheben, der zusätzlich durch diese sekundären Varizen bedingt ist.

In der Folge wird sich der Kreislauf bessern, wenn auch der Schaden in den tiefen Venen nicht behoben werden kann. Immerhin tritt meist doch für mehrere Jahre eine relative Beruhigung ein und auch Beingeschwüre bleiben eher geheilt. Dagegen kann bei solchen sekundären Varizen kaum jemals erwartet werden, daß selbst nach guter Behandlung keine Rezidive auftreten. Bis jetzt ist es nicht gelungen, solche Erkrankungen durch Operation oder Verödung der Varizen sicher und auf die Dauer zu beheben. Es wird daher in vielen Fällen ein *dauernd* getragener Kompressionsverband oder ein kräftiger Gummistrumpf nötig sein, womit dann der Patient für viele Jahre Ruhe haben kann.

Die tiefen Venen, die während der Venenentzündung verstopft waren, werden meist wieder durchgängig. Damit ist aber die normale Zirkulation nicht wieder hergestellt, weil die Klappen, die infolge der tiefen Thrombose zerstört sind, sich nicht

wieder bilden können. Gerade wegen dieses Klappendefektes ist das Blut in den tiefen
Venen gestaut, da beim Stehen die ganze Blutsäule bis zur Einmündung ins Herz in
diesen klappenlosen Venen lastet. Die tiefen Venen weiten sich meist nicht aus, weil
sie in die Muskulatur eingebettet sind. Das gestaute Blut wird durch die Perforanten
in die oberflächlichen Venen gedrängt, die durch die anhaltende Stauung überfüllt
und deren Klappen dadurch ebenfalls insuffizient werden, so daß sich die Vene über-
dehnt und die bekannte erweiterte und oft geschlängelte Form entsteht, die als
Varize bezeichnet wird. Eine weitere Verbesserung der Behandlung der akuten tiefen
Venenentzündung wird mit den in den letzten Jahren untersuchten und zur Auf-
lösung von Blutgerinnseln wirksamen Fibrinolytika dann zu erwarten sein, wenn
frische Thromben innert 3—5 Tagen in Behandlung kommen. Unter einer früh-
zeitigen fibrinolytischen Behandlung ist es sogar möglich, die Klappen zu erhalten
und damit die sonst regelmäßigen postthrombotischen Beinödeme zu vermeiden.

### Operation oder Verödungsbehandlung der Varizen?

Varizen können auf zweierlei Arten entfernt werden: durch die *Operation* oder
durch *Verödungsinjektionen.*

Bei der *Operation* wird die variköse Saphena magna möglichst als Ganzes bis zur
Leiste entfernt (Stripping). Wenn sie vollkommen entfernt worden ist, sollte ein
Rezidiv nicht möglich sein. Die Operation hat dann gute Resultate, wenn es gelingt, die wichtigsten Verbindungsvenen in die Tiefe zu unterbinden und so die Stauung vom tiefen Venensystem her auf das ober-flächliche zu beseitigen. Da es aber sehr viele solcher Verbindungsvenen gibt, kön-nen, auch nach Beseitigung der wichtig-sten, neue insuffizient werden und damit ist auch nach einer gut durchgeführten Operation ebenso wie nach der Sklero-sierungsbehandlung ein *Rezidiv* der Vari-kosis möglich.

Ferner können bei dazu disponierten Patienten sehr breite, manchmal depig-mentierte (weiße) oder keloidartige (ver-dickte) Narben sich bilden (vgl. Abb. 22), die manchmal den Patienten ebenso stören können, wie die Varizen.

Überdies entsteht im Narbengebiet in-folge des durch die Operation verletzten Gewebes oft in wenigen Jahren ein aus-gedehntes Netz meist sehr schlecht aus-sehender neuer Varizen.

Der größte Nachteil der Varizenopera-tion ist aber der, daß sie, gerade bei der Unterbindung sehr vieler Perforanten

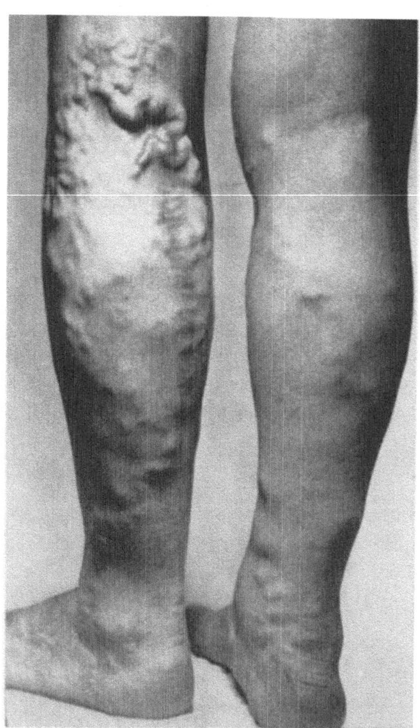

Abb. 22. Große Varizen bei 49jährigem
Mann. Operation vor 10 Jahren. Rezidive
besonders in der Operationsnarbe, die sehr
breit ist

24

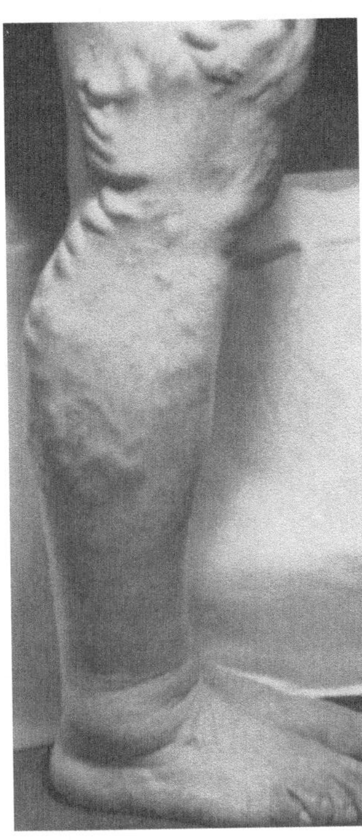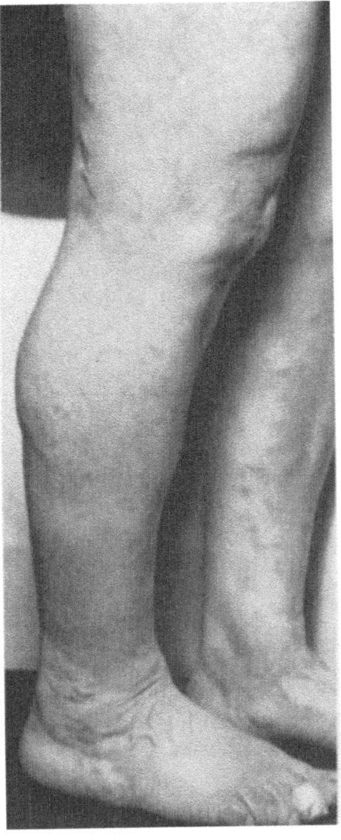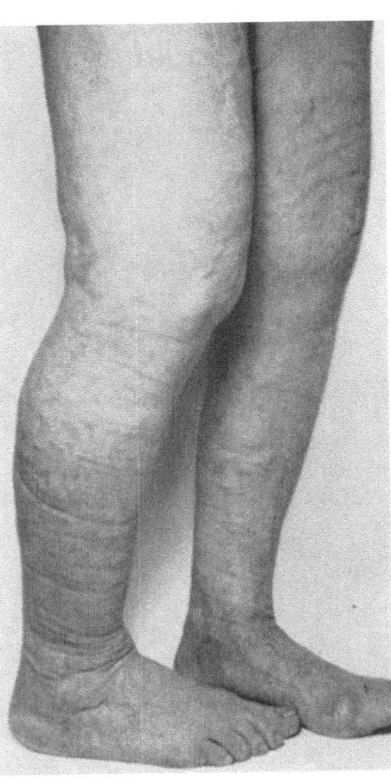

Abb. 23. (a) Starke Varikosis, Beinödeme und Erysipel über dem äußeren Knöchel bei 72jähriger Patientin. (b) Aufnahme 2 Jahre später nach Behandlung in 6 Konsultationen, innert 4 Monaten. 7 Sklerosierungsinjektionen. Geheilt, ödemfrei, rezidivfrei. (c) Nach 10 Jahren. Die Patientin ist jetzt 82jährig. Keine Varizenrezidive, hingegen, unabhängig von den Varizen, schwere Arthrose beider Kniegelenke, zunehmend seit 5 Jahren

zu den tiefen Venen, bei den meisten Chirurgen doch einen bis mehrere Tage Bettruhe und einen Spitalaufenthalt von 1—3 Wochen erfordert. Venenentzündungen und Embolien sind nach der Operation häufiger als nach der Verödungsbehandlung. Auch andere Komplikationen wie störende Keloidnarben, postoperative Blutungen, Ligaturen von Arterien und tiefen Venen, Wundheilungsstörungen, sind Komplikationen, die bei der Verödungstherapie der Varikosis nicht auftreten.

Ferner werden besonders bei radikaler Operation durch den Operationsschnitt immer wieder Lymphgefäße verletzt, weil diese bei der Operation nicht sichtbar sind. Das bedingt oft schwere postoperative *Lymphödeme*, welche dann mehr stören können, als die vorher vorhandenen Varizen.

Sowohl primäre als auch sekundäre Varizen nach tiefer Thrombose können mit der *Verödungstherapie* beseitigt werden. Bei der Behandlung primärer Varizen wird etwa in 75% aller Fälle ein dauerhaftes Resultat erreicht. Es ist aber wichtig, ein halbes Jahr nach beendeter Behandlung zu kontrollieren, ob alle Varizen verschwunden sind. Nach einem weiteren Jahr ist eine erneute Kontrolle vorzusehen.

25

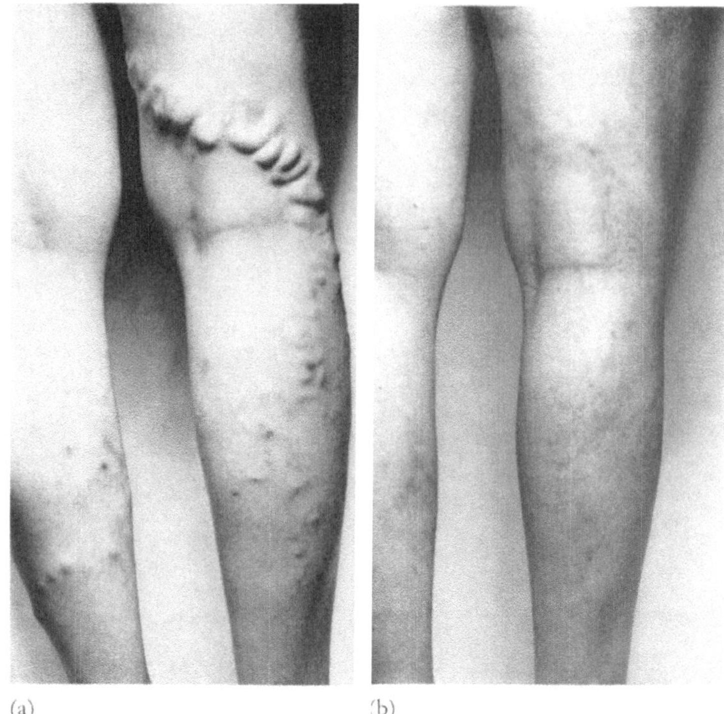

(a)    (b)

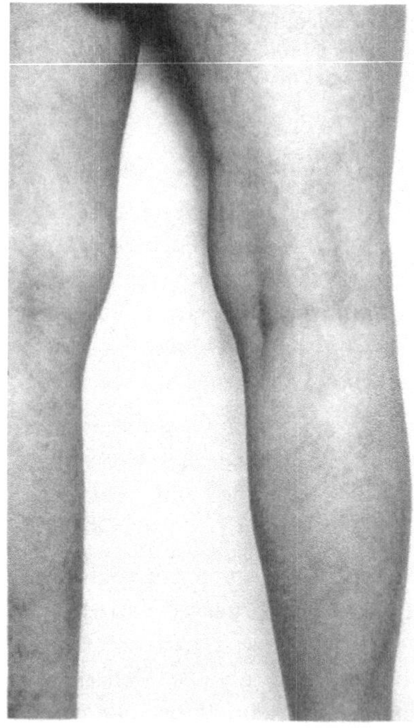

Abb. 24. (a) Starke Varikosis
bei 25jähriger Frau. Unter-
schenkelödeme. (b) Zustand
6 Monate nach Beginn der
Behandlung. (c) 7 Jahre nach
Beginn der Verödungsbehandlung. Die Varizen sind vollständig verschwunden, ebenso
die Ödeme. Keine Narben. Die
Patientin ist jedes zweite Jahr
einmal kontrolliert worden

(c)

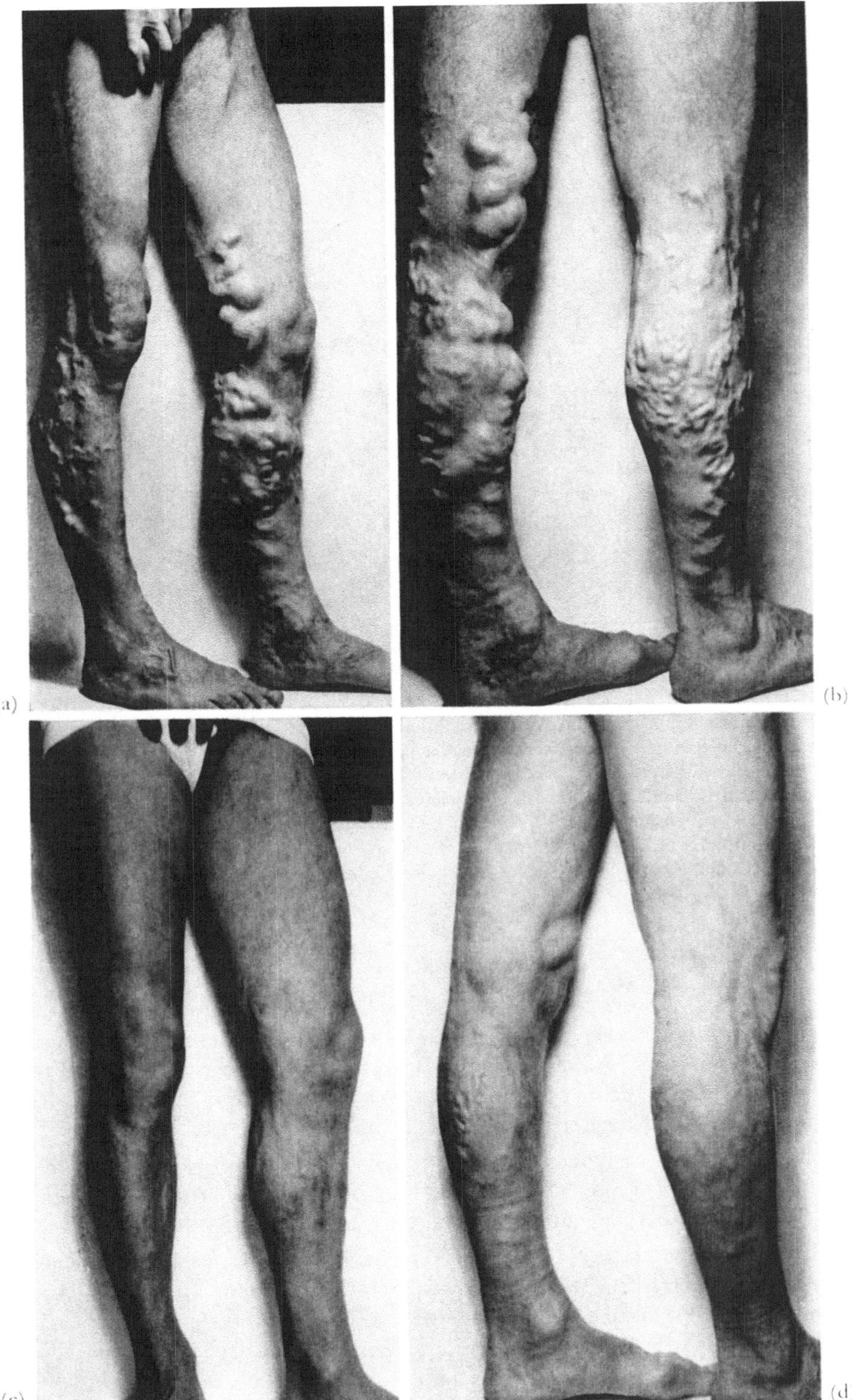

Abb. 25a—d s. Legende auf nächster Seite

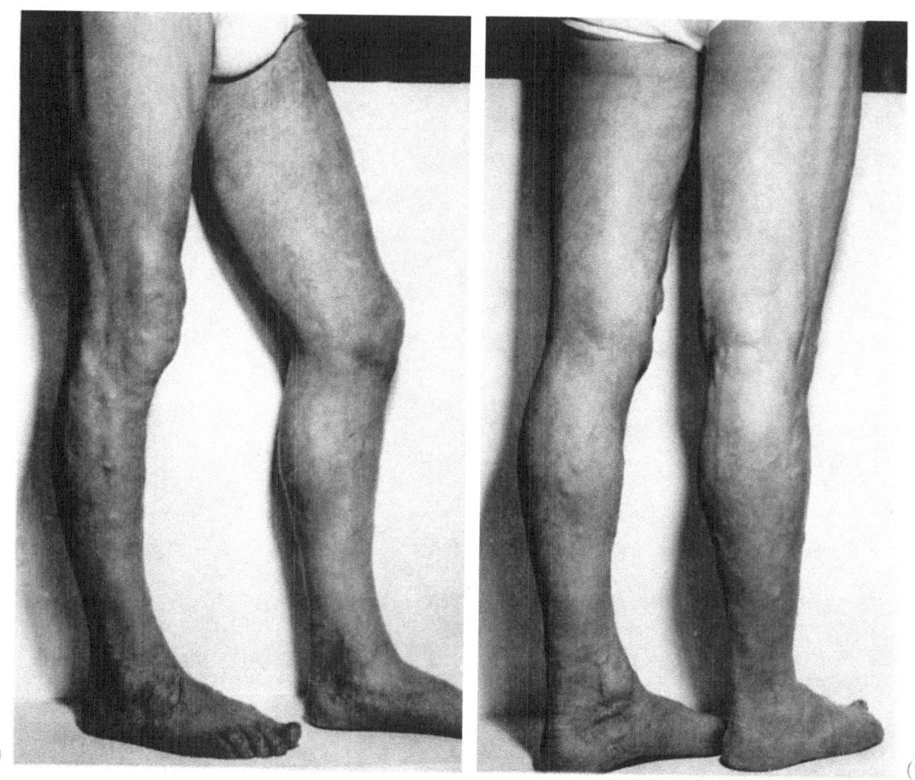



Abb. 25. (a u. b) 49jähriger Gärtner, Beträchtliche Varizenkonvolute. Mehrere Varikothrombosen. Die Saphena ist bis zur Leiste varikös erweitert. Sie muß bis oben verödet
werden, um Rezidive möglichst zu vermeiden. (c u. d) Zustand nach $^3/_4$ Jahren, nach
12 Konsultationen mit je 5—10 Verödungsinjektionen Variglobin 8- und 12%ig und
mehreren Inzisionen. Auch die Saphena wurde bis zur Leiste verödet und ist verschwunden.
Keine Arbeitsunterbrechung als Gärtner. In der Wadengegend links, wo die Thrombose
war, jetzt noch kleine harte Stränge tast- und sichtbar. (e u. f) Zustand nach 14 Jahren

Wir werden oft gefragt, ob es denn möglich sei, immer wieder eine Behandlung
durchzuführen:

Die Injektionstherapie kann bei Rezidiven beliebig oft wiederholt werden, da sie
keine Narben hinterläßt, während nach der Operation immer wieder Narben entstehen, die in sehr vielen Fällen sehr breit sein können (s. Abb. 13, 14, 22, S. 15 u. 24),
weshalb nicht immer wieder operiert werden kann.

Vielfach wird auch nach der Operation noch eine Verödungsbehandlung durchgeführt, weil es oft nicht möglich ist, alle Varizen, besonders die kleinen am Unterschenkel, restlos mit der Operation zu beseitigen.

Varizen sind krankhafte, überflüssige Venenerweiterungen, deren Entfernung
bei richtig durchgeführter Technik nie von Schaden, sondern immer nur von
Nutzen sein kann. Um aber mit der Verödungstherapie weniger Rezidive und
ebenso gute Resultate wie mit einer Operation zu erreichen, müssen *alle* vorhandenen
Varizen am Unter- wie am Oberschenkel entfernt werden.

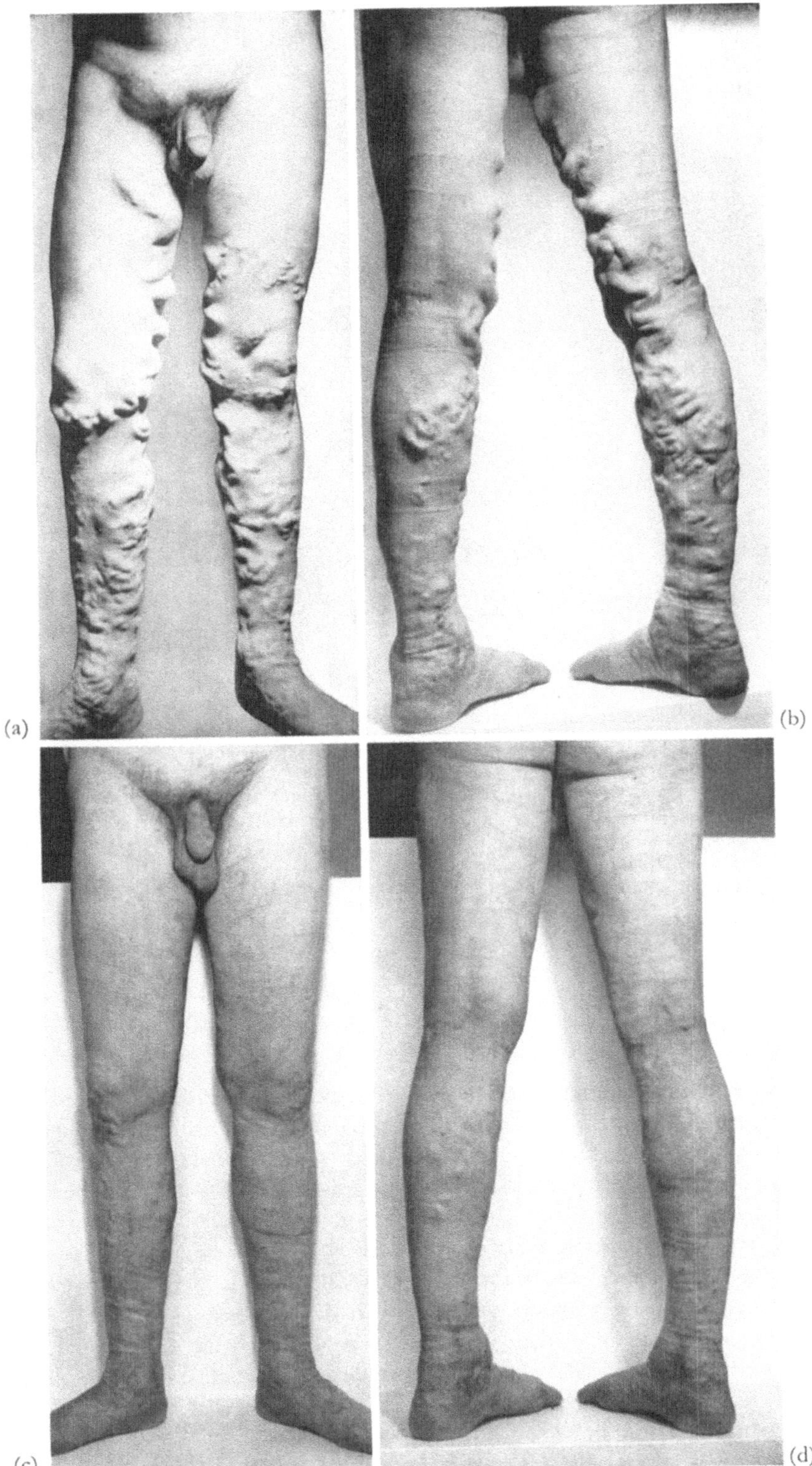

Abb. 26a—d s. Legende auf nächster Seite

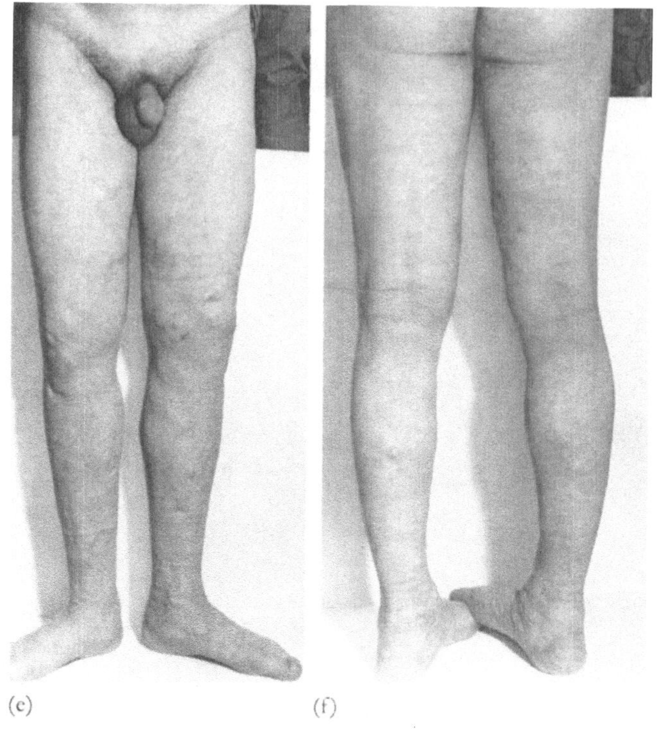


Abb. 26. (a u. b) 59jähriger, entfernt wohnender Patient. Extrem starke Varikosis beidseitig. Auch starke Erweiterung der Crosse der Saphena magna (Einmündung der Saphena magna in die tiefe Beinvene unterhalb des Leistenbandes) und der Leistenvarizen beidseitig, die im Aussehen an Hernien erinnern. Schwellung der Fußgelenke. Pigmentationen. Ulcus cruris unterhalb des linken inneren Knöchels. Verödungsbehandlung innerhalb von 15 Tagen. (c u. d) Zustand nach einem Vierteljahr. Der Patient kam jedes Jahr für 1—2 Tage zur Kontrolle und Nachbehandlung beginnender Rezidive, die letzten beide Male nach 2 Jahren. (e u. f) Zustand bei einer Nachkontrolle nach sieben Jahren.


Wenn *Oberschenkelvarizen* bestehen bleiben, kann das Resultat kaum definitiv sein. Folgende Punkte müssen beachtet werden, wenn ein guter Erfolg erreicht werden soll:

Nach jeder durchgeführten Varizen-Verödung muß das Bein kräftig eingebunden oder zum mindesten ein Gummistrumpf getragen werden. Es dürfen auf keinen Fall nach der Verödungstherapie Ödeme entstehen. Auch sollte nicht injiziert werden, wenn bereits Ödeme am Bein vorhanden sind. Deshalb muß das Bein *vor Beginn der Behandlung* vollkommen abgeschwollen sein (s. Abschnitt 3, Ödeme).

Der Kompressionsverband muß so straff angelegt werden (zwei Binden pro Unterschenkel), daß keine Ödeme entstehen können. Dann sind kaum starke Schmerzen nach guter Injektionstherapie zu erwarten.

Die Frage, ob es sich um primäre oder sekundäre Varizen handelt, ist auch durch den Arzt nicht immer mit Sicherheit zu beantworten. Bei richtig durchgeführter Verödungstherapie spielt dies aber auch keine sehr große Rolle, denn sie ist, im Gegensatz zur Operation, in beiden Fällen gleich gut möglich.

## Behandlung der Schwangerschaftsvarizen

Während von einer Varizenoperation während der Schwangerschaft wegen vermehrter Ödembildung und vermehrter Thrombosegefahr infolge der Operation abzuraten ist, kann eine Verödung ohne Schaden für Mutter und Kind vorgenommen werden. Dabei ist allerdings zu berücksichtigen, daß die meisten Varizen nach der Entbindung von selbst verschwinden. Kleinere Varizen müssen also während der Schwangerschaft nicht behandelt werden. Es genügt in solchen Fällen, wenn die Patientin ihre Beine gut komprimiert hat, wobei ein während der ganzen Schwangerschaft getragener Gummistrumpf bereits eine gute Wirkung ausüben kann. Es sollen also nur die großen Varizen behandelt werden, die nach der Geburt nicht mehr ganz verschwinden würden. Der Arzt kann beurteilen, welche Varizen zu veröden sind. Die Varizenverödung während der Schwangerschaft wird nicht aus ästhetischen Gründen vorgenommen, sondern hauptsächlich, um Venenentzündungen in oberflächlichen und tiefen Venen in dieser Zeit und nach der Geburt zu verhüten. Deshalb ist es nicht nötig, die oft sehr häßlichen, oft stark blau verfärbten Venenerweiterungen während der Schwangerschaft ganz zu beseitigen (s. Abb. 19a—d). Diese verschwinden nach der Geburt meist von selbst. Bei der Verödung von Varizen während der Schwangerschaft ist es besonders wichtig, daß die Beine gut komprimiert werden. Nur dann werden gute Resultate

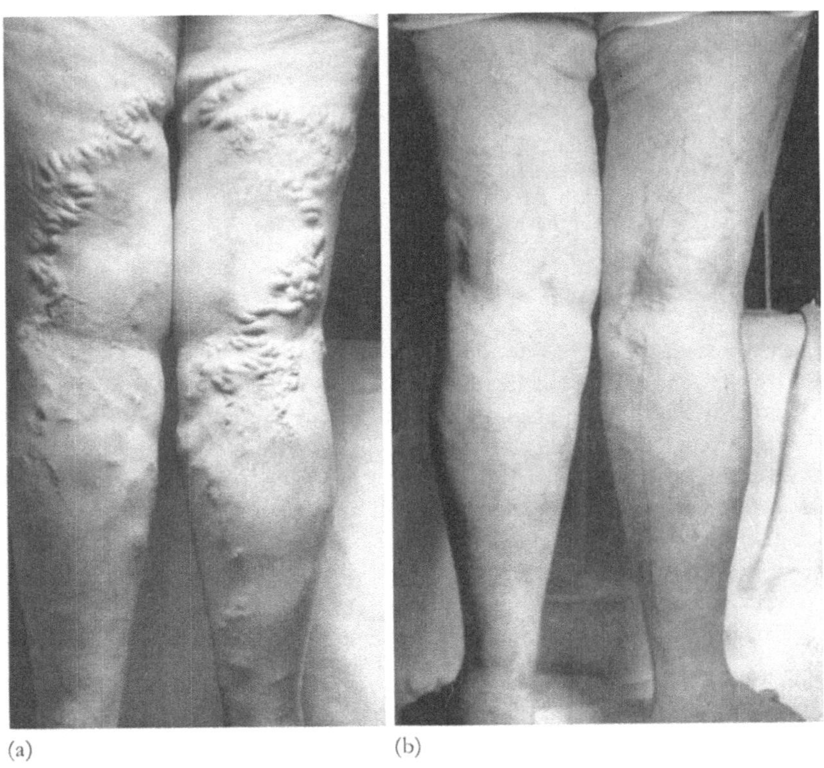

(a)             (b)

Abb. 27. (a) Starke Varikosis während der Schwangerschaft. Fünftgebärende im 6. Monat. (b) Zustand 6 Wochen nach Behandlungsbeginn. 22 Verödungsinjektionen. Kompressionsverband

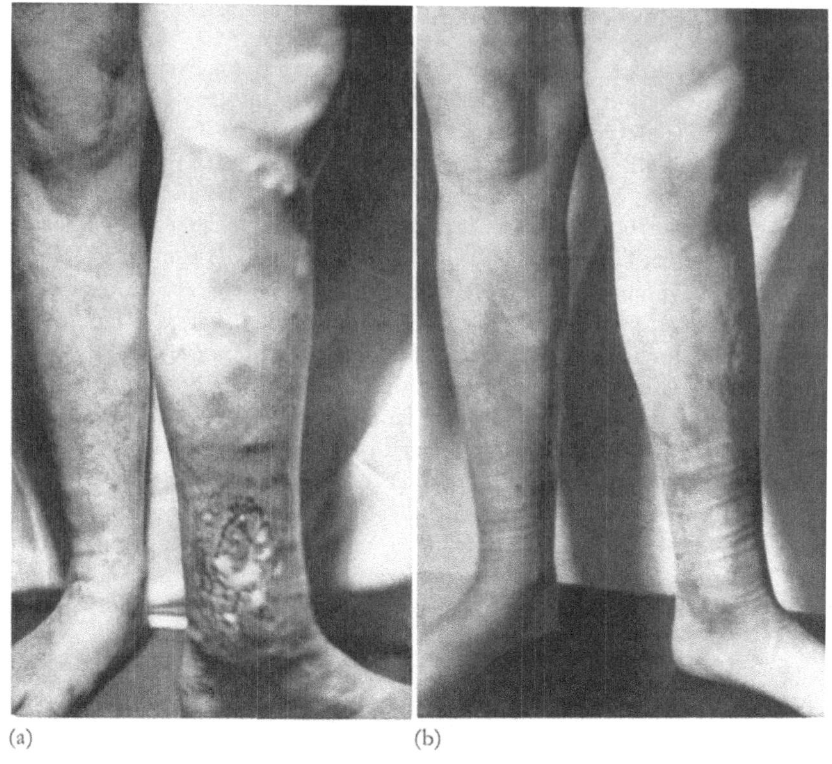

(a)  (b)

Abb. 28. (a) 39jährige Frau. Ulcus cruris während der Gravidität, nach Thrombose und Embolie bei der letzten Schwangerschaft. Ulzerationen während der Gravidität sind sonst sehr selten. (b) Status nach 8 Injektionsbehandlungen. Ulcus geheilt. Aufnahme noch während der Gravidität. Vergleiche die Abnahme der Ödeme nach Kompressionsverband-Behandlung. Geburt ohne Komplikationen

erreichbar sein. Auch hier wieder kann die Patientin weitgehend mithelfen. Eine Varizenverödung während der Schwangerschaft mit guten Verödungsmitteln hat keine Nachteile für Mutter und Kind und erzeugt auch keine Fehlgeburt, wenn sie richtig durchgeführt wird.

Wegen Varizen ist während der Schwangerschaft niemals vermehrte Bettruhe nötig, ebensowenig wegen einer Varicothrombose, die während der Schwangerschaft auftritt. Mit einer guten Kompression wird in beiden Fällen ohne Bettruhe rasch Beschwerdefreiheit erreicht.

Von Schwangeren haben mehr als 75% in den letzten Monaten der Schwangerschaft geschwollene Beine. Solche Beinödeme sind oft die Ursache von Thrombosebildung in Varizen und auch in tiefen Venen. Die erste Forderung an eine gute Prophylaxe während der Schwangerschaft ist daher, diese Beinödeme vollkommen zum Verschwinden zu bringen. Dies gelingt mit dem Tragen eines straffen Kompressionsverbandes oder eines guten Gummistrumpfes. Mit einer solchen Kompression und Verödungsbehandlung der allergrößten Varizen während der Schwangerschaft ist die tiefe Thrombose bei Varizenträgerinnen mehrfach weniger häufig als ohne Vorbehandlung. Da die Thrombose in der Schwangerschaft bei Varizenträgerinnen

32

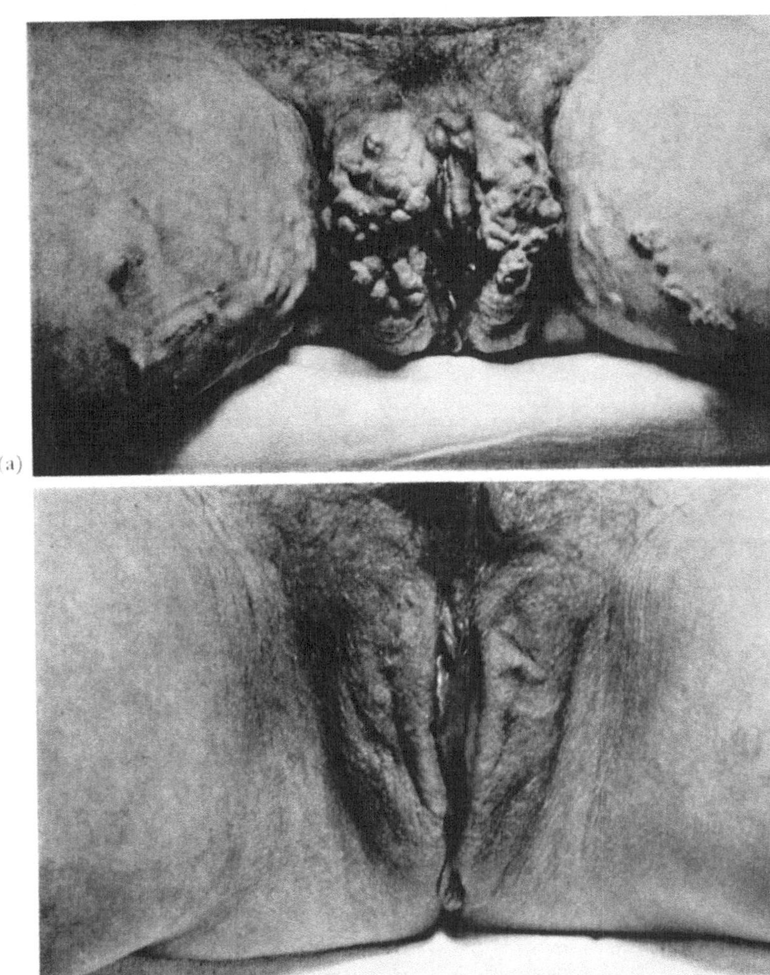

Abb. 29. (a) 29jährige Frau. Sehr große Varizen in der Umgebung der Scheide und an den Oberschenkeln und zahlreiche Varikothrombosen 2 Wochen vor der Geburt. (b) Zustand nach der Geburt. Wegen des kurzen Termins war eine Verödungsbehandlung nicht mehr möglich. Die Patientin wurde mit Kompressionsverbänden im Bereich der Scheide (Kompression der Scheide s. Abb. 101 a u. b) und Inzision der Thrombosen bis zur Geburt behandelt. Sofortaufstehen nach der Geburt. So konnte eine tiefe Thrombose vermieden werden. Auf diese Weise haben wir im Frauenspital Basel die Häufigkeit der oberflächlichen und tiefen Thrombosen bei Schwangeren mit starker Varikosis von 31,5% auf 0,9% herabsetzen können

12mal häufiger auftritt als bei Frauen mit gesunden Beinen, ist eine wirksame Prophylaxe von größter Bedeutung.

Besonders in der zweiten Hälfte der Schwangerschaft können Vulva- und Scheidenvarizen auftreten. Wenn sie sehr groß werden, sind sie äußerst unangenehm und bereiten oft starke Schmerzen. Nur schon das straffe Anlegen einer Monatsbinde bringt regelmäßig wesentliche Erleichterung, so daß eine weitere Behandlung nur in Ausnahmefällen nötig ist.

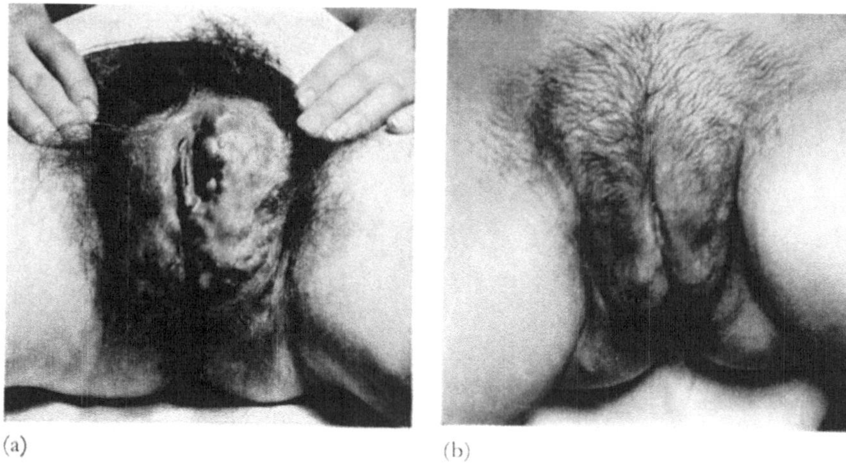

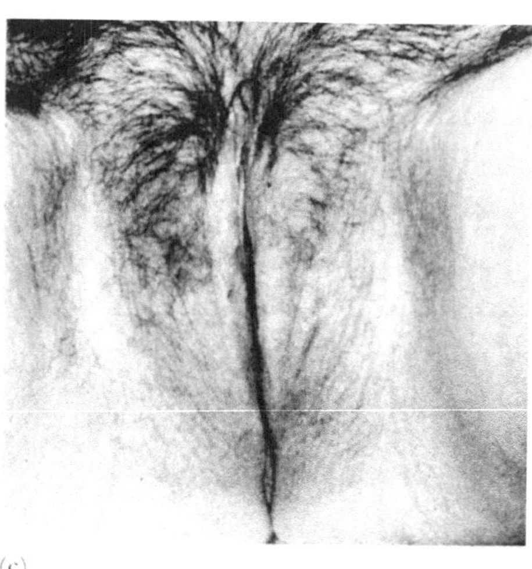

Abb. 30. (a) Große Vulva-Varizen (Drittgebärende 25jährige Patientin im 7. Graviditätsmonat), die während der Schwangerschaft sehr starke Beschwerden machen. Auch große Varizen an beiden Beinen. (b) Zustand nach 5 Behandlungen mit insgesamt 14 Verödungsinjektionen (Vulva und Beine) Variglobin 4- und 8%ig. Aufnahme nach 6 Wochen, während der Gravidität. (c) Aufnahme 2 Monate nach der Geburt (Zwillinge von 3200 und 3500 g Gewicht). Die Varikosis ist vollkommen verschwunden. Die Geburt ist ohne Thrombose verlaufen. Die Patientin trug während Schwangerschaft und Wochenbett bis 3 Wochen nach der Geburt ständig Kompressionsverbände an beiden Beinen (s. Abb. 101 a u. b)

Sogleich nach der Geburt verschwinden auch die allergrößten Vulvavarizen meist restlos.

Es gibt aber Fälle, die starke Beschwerden bereiten. Dann können auch diese Krampfadern durch Verödungsinjektionen während der Gravidität ebenso gut beseitigt werden wie andere Varizen.

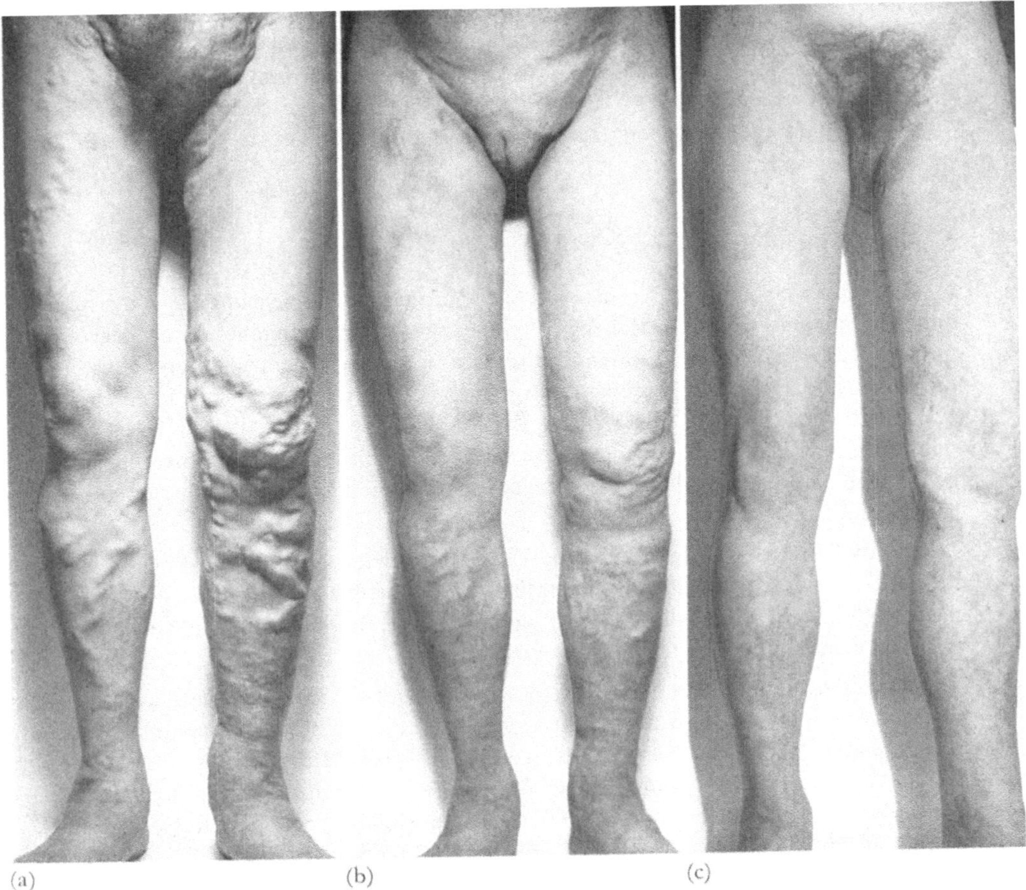

(a)         (b)         (c)

Abb. 31. (a) Schwere Varikosis bei 28jähriger II-Gebärender, Ende 7. Monat. Große Varizen der Vulva und der Leistengegend, neben starker Varikosis und Varikothrombose der Beine. (b) Zustand nach 4 Konsultationen, 9 Tage später. Bei jeder Behandlung 5—12 Verödungsinjektionen mit Variglobin 4% und 8%. Kompressionsverbände. Die Arbeit wurde während der Behandlung nicht unterbrochen. Man sieht noch die von der Verödungsreaktion indurierten Venen. (c) 2¹/₂ Jahre nach der Geburt, nach zwei weiteren Konsultationen. Trug noch 3 Monate nach der Geburt einen Gummistrumpf. Die Patientin wird alle 2—3 Jahre einmal kontrolliert und eventuelle Varizenrezidive verödet

## Geschichtliche Entwicklung der Verödungstherapie

Die ersten Varizenverödungen wurden nach CANNARD (Montreux 1850) schon bald nach der Erfindung der Injektionsspritze mit Eisenchlorid vorgenommen. 1875 wurde eine Jod-Tannin-Lösung verwendet. Diese Mittel hatten aber die Eigenschaft, eine künstliche Thrombose durch Gerinnung des fließenden Blutes zu erreichen, während die modernen Verödungen *durch Venenwandreizung eine Verklebung der Venenwand* und damit einen *Verschluß der Varize* bezwecken. Wegen der zu häufigen Komplikationen lehnte 1899 ein Ärztekongreß in Lyon die Injektion von Eisenchlorid ab. Seit 1904 wurde von verschiedenen Autoren immer wieder versucht,

35

mit anderen Lösungen eine gute Varizenverödung zu erreichen, so z. B. mit Pregl-
scher Lösung, Lösungen von Jod-Jodkalium, Sublimat, Calorose, Soda, Natrium-
salizylikum, Chinin-Urethan, Kochsalz (KARL LINSER), Natriumkarbonat. Sotrade-
col (Natriumtetradecylsulfat) hat während vieler Jahre ausgezeichnete Dienste geleistet und wird auch jetzt noch viel gebraucht.


## Verödungstherapie

Seit 18 Jahren benützen wir hauptsächlich Variglobin, das gegenüber den meisten
anderen Präparaten den Vorteil hat, viel weniger Überempfindlichkeiten hervorzurufen als die bisherigen Verödungsmittel und mit kleinen Mengen — wir benützen
nie mehr als $1/_2$ cm³ pro Injektion —, ausgezeichnete Verödungsresultate zu ergeben.
Es ist damit möglich, die allergrößten Varizen ohne Operation, allein mit der Verödungstherapie zu beheben. Es können mehrere Injektionen in einer Sitzung vorgenommen werden und so kann die Verödungstherapie in 1—4 Konsultationen be-
endigt sein.

Die Injektion des 4%igen Präparates löst trotz seiner kräftigen Wirkung keine,
die der 8- oder 12%igen Lösung manchmal geringe Schmerzen aus, die eine Minute
nach der Einspritzung jedoch wieder verschwinden. Bei Patienten, wo ein Jod-
präparat nicht angezeigt ist, brauchen wir Aethoxysklerol 1—4 %ig.

Diese Verödungsbehandlung ist, wie schon auf S. 31ff. erwähnt, auch bei
Schwangeren ohne weiteres anwendbar, ruft auch hier weder Überempfindlichkeit
noch irgendwelchen Schaden bei Mutter und Kind hervor. Im ganzen ist die *Gefahr-
losigkeit der Verödungstherapie* gegenüber der Varizenoperation am besten dadurch zu
belegen, daß wir bis jetzt bei 595000 Verödungsinjektionen mit verschiedenen
Verödungsmitteln keinen Todesfall, keine tiefe Thrombose und in keinem Fall
ein Versagen der Therapie, sondern regelmäßig eine Besserung mit Verschwinden
der Varizen erreicht haben. Wichtig bei der Verödungstherapie mit Variglobin ist
auch, daß das Präparat, selbst wenn einmal ein paar Tropfen neben die Vene kommen,
nicht sogleich Nekrosen (Absterben von Gewebe, Brand) verursacht.

Bereits 30 sec nach der Einspritzung eines Verödungsmittels in eine Krampfader
sind histologische Veränderungen an der Gefäßwand sichtbar. Nach 12 Std. hat sich
ein Thrombus gebildet und das Gefäß ist verschlossen. Nach 36 Std beginnen bereits Gefäßsprossen in den Thrombus einzuwandern. Dies geschieht sicherer und
schmerzfreier, wenn das Bein unter einem Kompressionsverband möglichst straff
zusammengepreßt wird.

Ein Verödungsmittel sollte folgende Eigenschaften haben:

1. Spezifische Affinität zur Venenintima, d. h.: Trotz kräftiger Verödungswirkung auf das Gefäßendothel, sollte bei paravenöser Injektion kleiner Mengen
keine Gewebsnekrose entstehen.

2. Keine Toxizität; keine Schmerzhaftigkeit während und nach der Injektion,
keine Krämpfe während der Injektion, keine Nachpigmentierungen nach den Verödungsinjektionen.

Wie es Präparate gibt, die bei intravenöser Injektion nicht im geringsten reizen,
bei paravenöser Injektion aber eine starke Entzündung hervorrufen (z. B. Strophan-

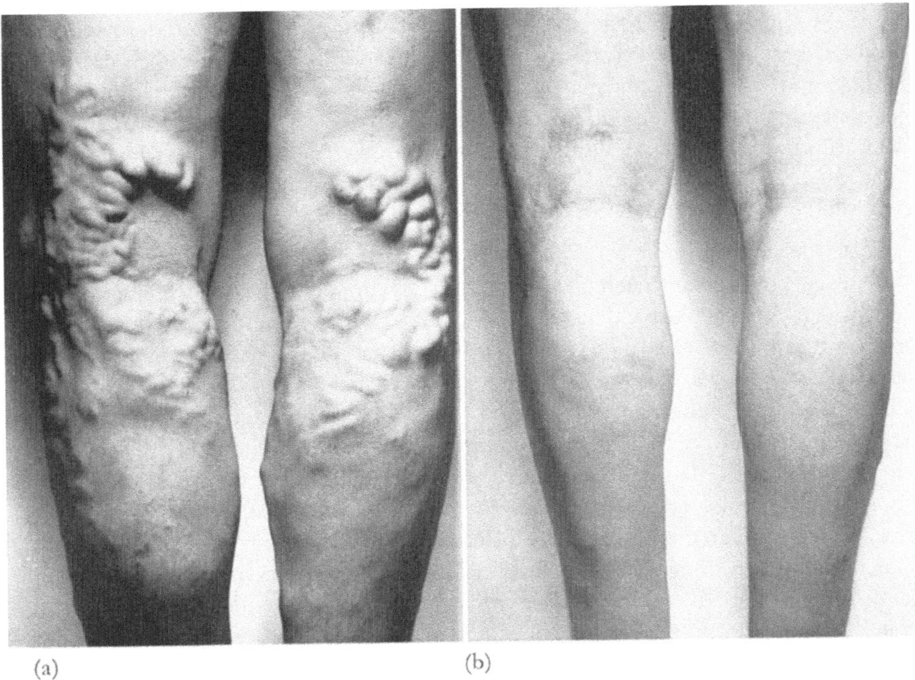

(a)                                    (b)

Abb. 32. (a) 58jähriger Mann. Beachte die Ödeme der Unterschenkel infolge der starken Varikosis. (b) Behandlung mit Variglobin 4- und 8%ig in 7 Konsultationen. Zustand ¹/₂ Jahr nach Behandlungsschluß. Schöner Rückgang der Varizen und Abschwellung der ödematösen Beine

thin bei Herzleiden), so muß ein Verödungsmittel umgekehrt wirken, d. h., bei intravenöser Injektion eine *starke Reizwirkung auf das Gefäßendothel* ausüben, während es bei paravenöser Injektion nicht oder kaum schmerzhaft sein soll.

3. Das Mittel soll so kräftig wirken, daß *kleinste Mengen* bereits eine Sklerosierung hervorrufen. Es soll also in keinem Fall mehr als ¹/₂ cm³ pro Injektion eingespritzt werden, sonst wird man Reizungen in tiefen Venen erzeugen, weil bei der Injektion größerer Mengen ein Teil der Lösung konzentriert und unverdünnt in tiefe Venen abfließen kann.

4. Die wichtigste Eigenschaft, die ein Mittel zur Varizenverödung haben muß ist, *keine Überempfindlichkeit zu erzeugen,* also keine allergischen Reaktionen hervorzurufen.

Leider kann eine solche Überempfindlichkeit bei allen üblichen Verödungsmitteln — mit Ausnahme von Kochsalz- und Traubenzuckerlösungen, deren Verödungswirkung aber oft ungenügend ist —, vorkommen. Wie bei den meisten Verödungsmitteln, außer den genannten Ausnahmen, haben wir bei 380 500 Variglobin-Injektionen, sechs leichtere allergische Schocks gesehen. Mit Aethoxysklerol haben wir (inkl. Besenreiser) bis jetzt, bei 51 390 Injektionen noch keinen Schock erlebt. Der Arzt muß immer ein Mittel zur Hand haben, um solche Reaktionen rasch bekämpfen zu können.

5. Sehr wichtig ist es auch, daß ein Präparat wenig *Spätpigmentationen* nach der Verödung hervorruft. Das Entstehen von Pigmentationen nach der Verödung ist allerdings individuell verschieden. Es gibt Patienten, die sehr oft nach Verödungs-injektionen braune Streifen entlang den früher vorhandenen Varizen aufweisen. Der Hauptgrund, weshalb diese Pigmentationen auftreten, ist der, daß nach der Ver-ödung oft zu lange Zeit geronnenes Blut in den verödeten Strängen zurückbleibt. Wenn dieses Blut entfernt wird, können Pigmentationen verhütet werden.

6. Bei der Behandlung sehr großer Krampfadern ist es deshalb wichtig, daß einige Tage bis Wochen nach der Verödungsinjektion dort, wo noch geronnenes Blut in den Venen vorhanden ist, eine *Stichinzision* vorgenommen und das ko-agulierte Blut durch Ausdrücken aus den verödeten Venen entfernt wird. Solche „*intravariköse Blutretentionen*" sind auch regelmäßig bei oberflächlicher Thrombose (Varikothrombose) vorhanden und sind auch dort am besten behandelt, wenn das geronnene Blut durch Stichinzision entfernt wird (s. Abschnitt 11, Behandlung der oberflächlichen Thrombose). Die Inzision der intravariкösen Blutretention gehört unbedingt zu einer guten Varizentherapie, wenn sie auch nur etwa bei je-dem zehnten Patienten und nach der Behandlung sehr großer Varizen nötig wird. Bei der Varizenverödung entstehen intravariköse Blutretentionen viel seltener, wenn die Beine vor der Injektionstherapie vollkommen abgeschwollen sind und nach jeder Verödung ein guter Kompressionsverband angelegt wird.


## Technik der Varizenverödung

*Untersuchung vor der Behandlung.* Zur Untersuchung der Venen stellt sich der Pa-tient auf das Trittbrett unseres Varizenstuhles (Abb. 33) und hält sich an dem seit-lichen Stützgriff fest. Beinkleider sind bis zum Gesäß ausgezogen.

Es wird zunächst im Stehen festgestellt, wie weit sich die Varikosis ausdehnt (Fuß, Knöchelgegend, Unterschenkel, Kniegelenkgegend, Oberschenkel, Bauch). Eine Erweiterung der Einmündung der Saphena magna (Crosse der Saphena magna in der Leistengegend) erfordert besondere Beachtung. Diese muß ebenfalls beseitigt werden.

*Verödungsinjektion.* Man beginnt mit den Einspritzungen an der untersten Krampf-ader. Die Injektion wird mit einer dicken Nadel (1,2 mm ⌀) durchgeführt, die sehr rasch, ruckweise eingestochen wird, so daß der Einstich vom Patienten kaum ge-spürt wird. Die Nadel wird ohne aufgesetzte Spritze am stehenden Patienten in die prall gefüllte Vene eingestochen. Durch rasche, gezielte Punktion und Fixieren des Gefässes mit der linken Hand (Abb. 34) gelangt man meist schon beim ersten Einstich in das Gefäß. Wenn die Nadelspitze im Gefäß steckt, fließt das Blut beim stehenden Patienten im Strahl aus (Abb. 35).

Nun setzt sich der Patient und legt sich vollkommen flach hin. Er bringt das Bein in Hochlagerung über Körperhöhe auf die am Instrumententisch fixierte Bein-stütze (Abb. 36 u. 37).

Aus der Nadel, aus der im Stehen das Blut im Strahl ausfloß (Abb. 35), tropft es jetzt nur noch langsam oder meist überhaupt nicht mehr, weil eine Varize am hoch-gehaltenen Bein des liegenden Patienten weitgehend blutleer ist (Abb. 36).

38

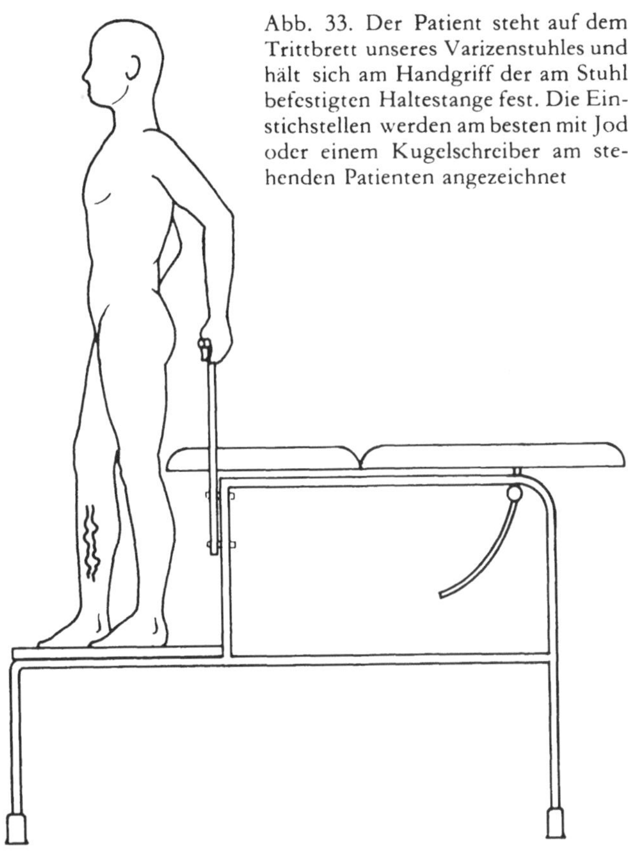

Abb. 33. Der Patient steht auf dem Trittbrett unseres Varizenstuhles und hält sich am Handgriff der am Stuhl befestigten Haltestange fest. Die Einstichstellen werden am besten mit Jod oder einem Kugelschreiber am stehenden Patienten angezeichnet

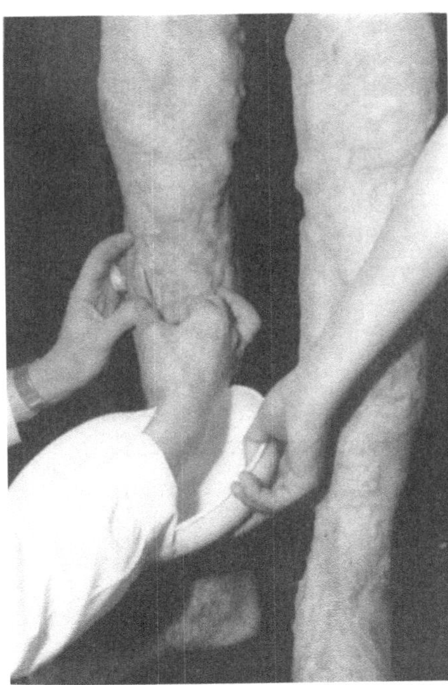

Abb. 34. An gesunder, gut desinfizierter Hautstelle wird die 1,2 mm dicke, kurzgeschliffene Kanüle ohne Spritze eingestochen. Wenn die Haut der Injektionsstelle zwischen zwei Fingern der linken Hand gut gespannt ist und die Nadel ruckartig eingestochen wird, ist dieser Einstich beinahe schmerzlos. Wenn die Nadelspitze in der Vene sitzt, fließt das Blut am stehenden Patienten im Strahl aus

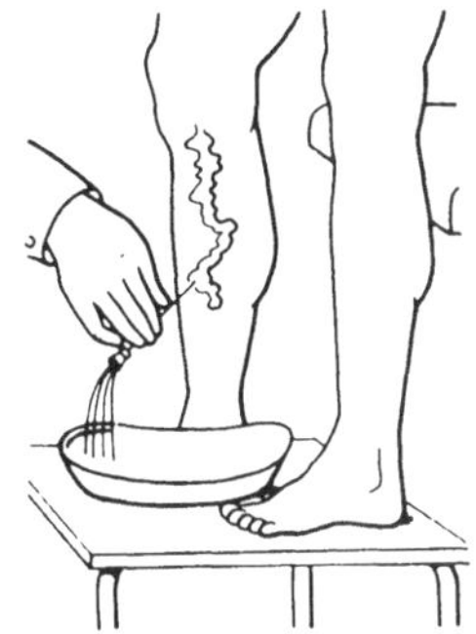

Abb. 35. Schematische Darstellung zu Abb. 34

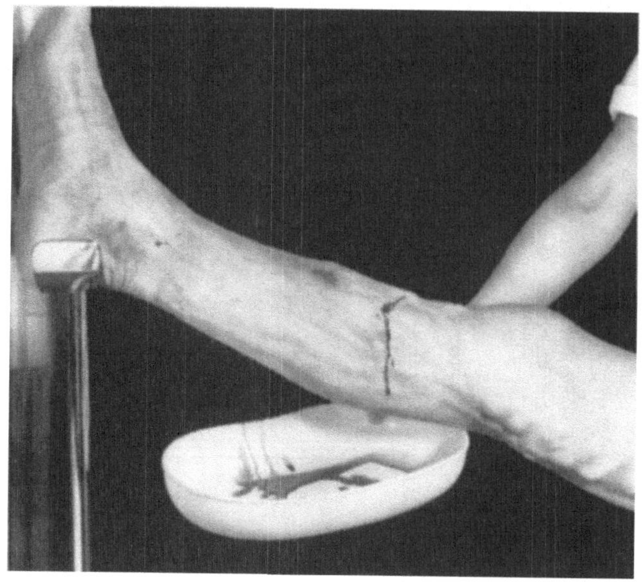

Abb. 36. Nun hat sich der Patient flach auf den Stuhl hingelegt und das Bein in Hochlagerung
gebracht. Das Blut fließt jetzt nur noch langsam, tropfenweise oder überhaupt nicht mehr.
Diese Umlagerung geschieht, während das Blut ständig aus der Nadel ausfließt. Die Nadel
fällt bei der Umlagerung nicht heraus, wenn sie dick genug ist (1,2 mm)

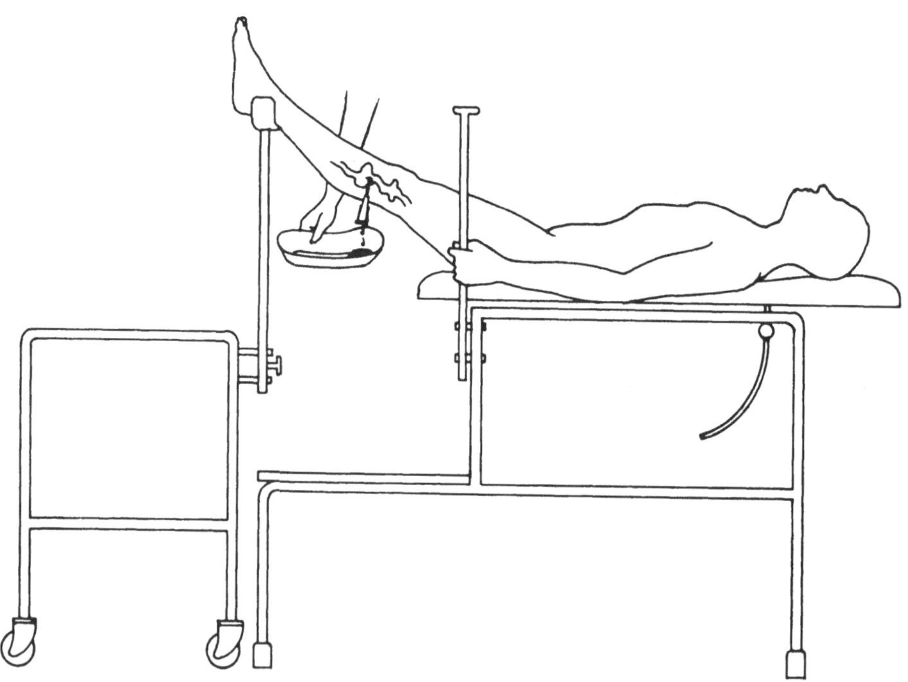

Abb. 37. Schematische Darstellung zu Abb. 36

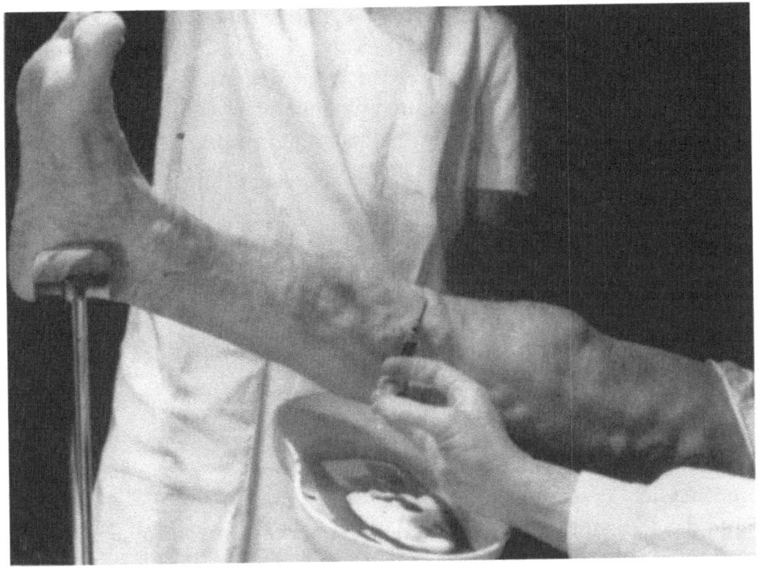

Abb. 38. Nun wird das Verödungsmittel am hochgelagerten Bein injiziert, ein Tupfer auf die Einstichstelle gegeben und die Spritze herausgezogen. Noch in Hochlagerung wird das Bein mit Varidress-Binden eingebunden

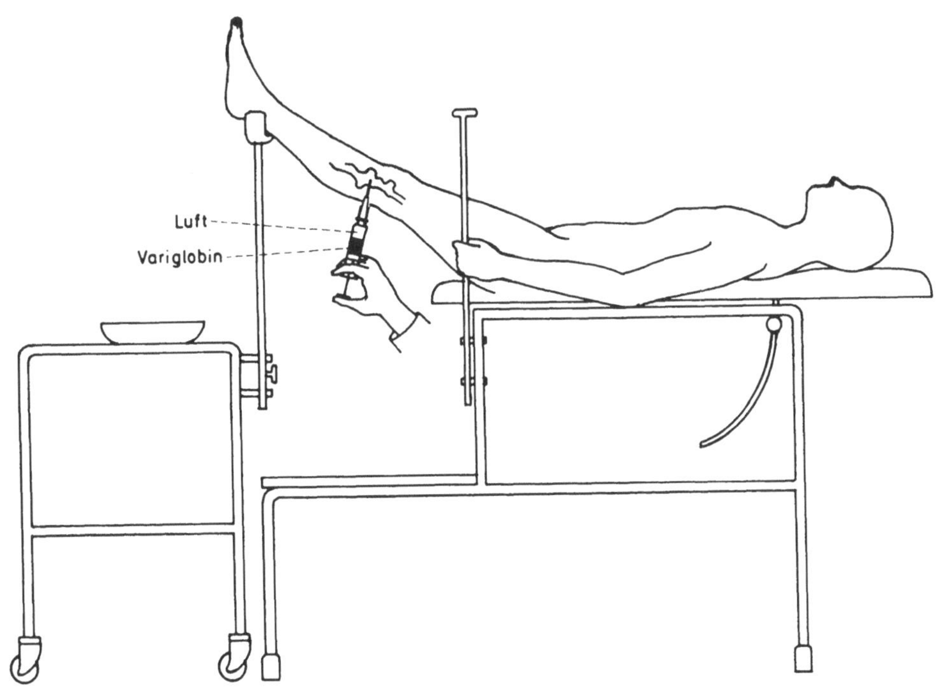


Abb. 39. Schematische Darstellung zu Abb. 38

Die mit Verödungsmittel gefüllte Spritze wird auf die Nadel aufgesetzt und maximal $^1/_2$ ml Verödungsmittel injiziert (Abb. 38, 39). Eine paravenöse Injektion kann mit großer Sicherheit vermieden werden, weil der Arzt bei Verwendung einer dicken (1,2 mm ∅) Injektionsnadel und gut laufenden Ganzglasspritze am größeren Injektionswiderstand spürt, wenn die Nadel paravenös liegt.

Hierauf wird, immer noch in Horizontallagerung, soweit eingebunden, daß die injizierte Stelle unter den Verband zu liegen kommt. Dann kann mit der nächstoberen, auf gleiche Weise durchgeführten Injektion weitergefahren werden. So ist es möglich, bei ausgedehnter Varikosis schon in der ersten Konsultation 5—8 Injektionen an einem Bein vom Fuß bis zur Leiste vorzunehmen. Da die entstehenden Schmerzen gering sind, wünscht der Patient oft, daß auch das zweite Bein in der gleichen Sitzung gespritzt werde. Nach 2—3 Tagen oder auch erst nach einer Woche (bei Raschbehandlung am darauf folgenden Tag) kann mit den nächsten Injektionen weitergefahren werden.

Nun wird das Bein sehr straff eingebunden — ein Verband, der dem Patienten eindrücklich gezeigt werden muß. Wenn der Verband richtig straff angelegt ist, kann der Patient damit während der Nacht meist nicht gut schlafen. Er darf deshalb vor dem Schlafen die Binden wegnehmen, muß sie aber am Morgen, vor dem Aufstehen, wieder so anlegen, wie ihm das demonstriert worden ist. (Siehe auch Kapitel 18, Anlegen des Kompressionsverbandes.) Dieser vom Patienten selbst oder seinen Angehörigen am Morgen wieder angelegte Kompressionsverband wird vom Arzt jedesmal kontrolliert. Der Patient muß so gut eingebunden haben, daß alle Beinödeme verhütet werden. Damit hat er auch viel weniger Beschwerden. Nach der Behandlung soll der Patient etwas umhergehen und nicht mehr als normale Bettruhe einhalten.

*Inzision der intravariкösen Blutretention (Blutansammlung).* Ausnahmsweise können 4 Tage bis 3 Wochen nach der Behandlung sehr großer Varizen am Verödungsstrang noch Schmerzen auftreten, weil in der verödeten, großen Varize noch teilweise geronnenes Blut vorhanden ist, das sich sehr langsam resorbiert. Wenn diese Blutansammlungen nicht entfernt werden, können nach der Verödungstherapie Pigmentationen (Hautverfärbungen) über dem behandelten Gefäß zurückbleiben. Zur Vermeidung solcher Verfärbungen und Beschwerden wird die intravenöse Blutansammlung durch Inzision entleert.

Diese Inzision der intravariкösen Blutretention ist etwa bei jedem zehnten Patienten meist nach Behandlung großer Varizen nötig. Oft ist sie am 4.—5. Behandlungstag noch möglich. Wir geben aber auf alle Fälle dem Patienten die Adresse des nächstwohnenden, mit unserer Behandlung vertrauten Kollegen mit. Wenn der Patient nicht sowieso wieder in Behandlung kommt, kann diese Inzision durch den betreffenden Arzt vorgenommen werden.


## Nebenwirkungen der Varizenverödung

*Allzu starke Reaktionen* treten hauptsächlich dann auf, wenn nicht genügend straff eingebunden worden ist oder wenn das Bein bei der Injektion geschwollen war. Solche Reaktionen können mit strafferem Kompressionsverband oder, falls sie sehr heftig sind, mit einigen Tabletten Butazolidin oder einer Butazolidininjektion rasch behoben werden.

*Emboliegefahr.* Eine Emboliegefahr besteht bei einer nach den vorstehenden Angaben durchgeführten Injektion kaum, noch viel seltener als nach einer guten Varizenoperation, besonders dann nicht, wenn nach jeder, auch der kleinsten Verödungsinjektion ein guter Kompressionsverband angelegt wird und der Patient sich niemals nach der Behandlung ins Bett legt.

*Überempfindlichkeitserscheinungen* waren bis jetzt mit Variglobin außerordentlich selten und nicht schwerwiegend (sechs leichte Überempfindlichkeiten bei 380 500 Variglobin-Injektionen).

*Nekrosen* (Absterben von Gewebe) infolge paravenöser Einspritzung sind bei Durchführung der Injektion nach unseren Angaben (dicke Nadel, gut laufende Ganzglasspritze) selten (fünf bei total 595 000 Injektionen).

*Intraarterielle Injektion.* Intraarterielle Injektionen werden immer wieder gemeldet. Sie sind aber vollkommen zu vermeiden, wenn unsere Injektionstechnik (dicke Nadel, Ausfliessenlassen des Blutes, gut laufende Ganzglasspritze) befolgt wird. Deshalb haben wir, bei total 595 000 bisherigen Injektionen keine intraarterielle Injektion gesetzt.

*Rezidive nach Verödungsbehandlung.* Rezidive sind immer wieder möglich, nicht häufiger als nach Varizenoperationen (s. auch Ausführungen auf S. 24).


## Ambulante Behandlung

Wichtig ist, daß der Patient während der ganzen Behandlung ambulant und arbeitsfähig bleibt. Er soll auf keinen Fall, auch wenn einmal etwas Schmerzen auftreten, sich zu Bett legen, sondern umhergehen und seine gewohnte Beschäftigung ausüben.

Normalerweise findet wöchentlich eine Verödungssitzung statt. Eine mittelschwere Varikosis kann in 3—4 Sitzungen behoben werden.


## Varizenverödung in wenigen Tagen

Wenn eine besonders rasche Behandlung gewünscht wird (z. B. von Patienten, die von weither kommen), so besteht die Möglichkeit, selbst große Krampfadern an 2—5 aufeinanderfolgenden Tagen, in 2—5 Sitzungen zum Verschwinden zu bringen. Dabei können in jeder Sitzung 5—15 Injektionen durchgeführt werden.

Diese Behandlung ist nicht schmerzhafter als die übliche, in größeren Abständen durchgeführte. Etwa 60 % der Patienten geben an, kaum Schmerzen verspürt zu haben. Im ganzen wird sie recht gut vertragen und die Patienten sind froh, nach kurzer Zeit die Heimreise antreten zu können.

Auch in diesem Fall ist es wichtig, daß die Patienten sich täglich bewegen. Sie werden also nicht in eine Klinik aufgenommen, sondern bleiben im Hotel und werden jeden Tag zur Behandlung in die Konsultation bestellt. Auch hier muß jeweils ein sehr kräftiger Kompressionsverband angelegt werden, den der Patient aber, wie bei einer gewöhnlichen Behandlung, vor dem Zubettgehen wegnimmt und am Morgen wieder selbst anlegt.

Nach einem halben bis einem Jahr ist eine Kontrolle nötig. Dazu genügen 1—2 Tage.

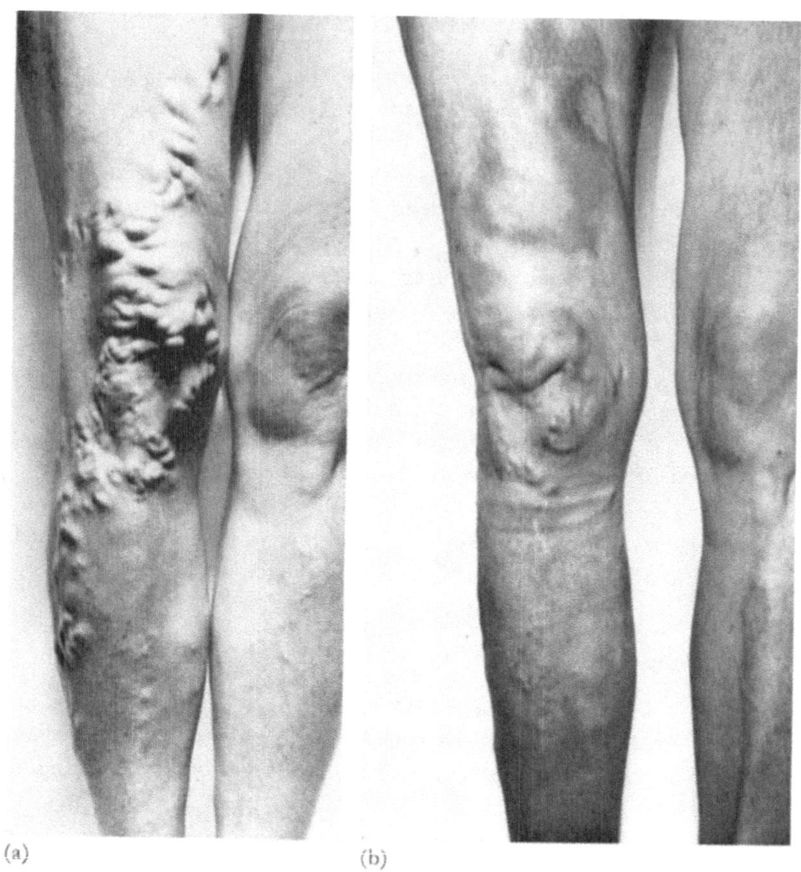

Abb. 39. (a) 60jährige Patientin mit starker einseitiger Varikosis. (b) Zustand nach 3 Behandlungen mit Variglobin, 3 Tage nach Behandlungsbeginn

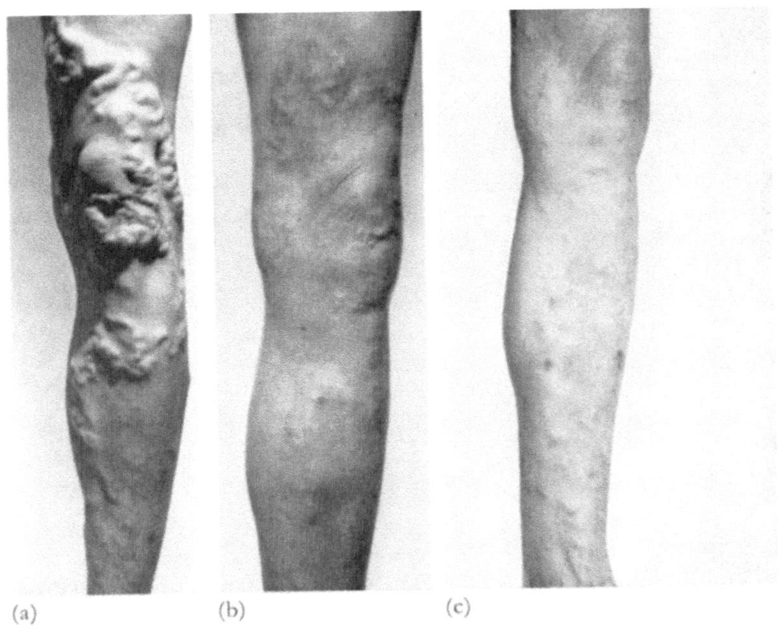

(a)  (b)  (c)

Abb. 40. (a) Einseitige Varikosis bei 63jährigem Patienten. (b) Zustand 3 Tage später, nach total 3 Konsultationen mit 6 und 4 Verödungsinjektionen Variglobin 4- und 8%ig. Keine Unterbrechung der üblichen täglichen Bewegung. (c) Aufnahme nach ¹/₄ Jahr

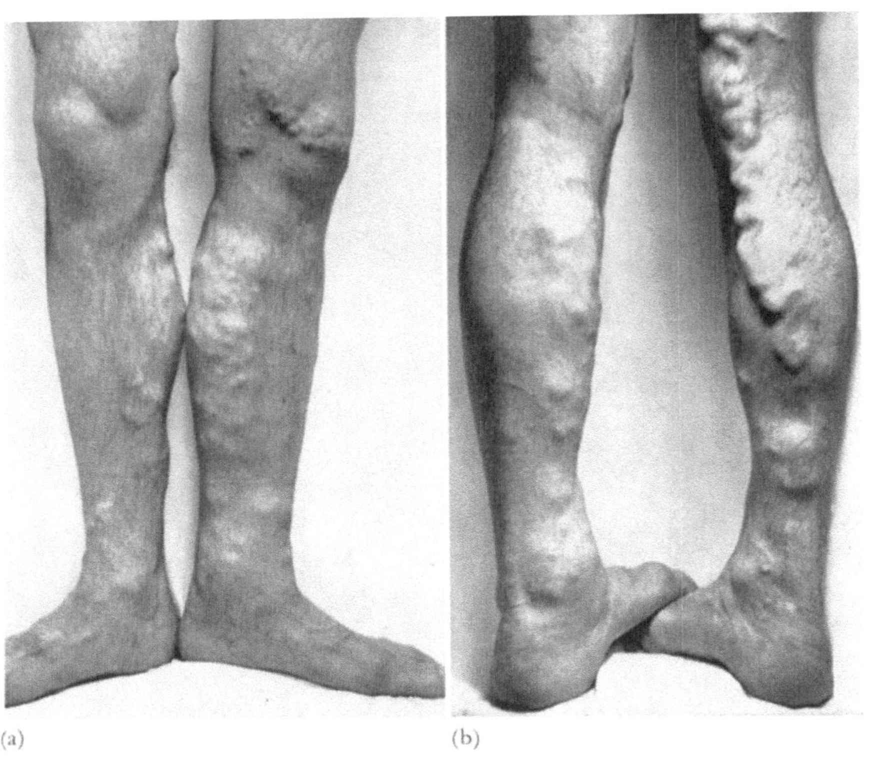

(a)  (b)

Abb. 41. (a u. b) Starke Varikosis bei 32jährigem Mann

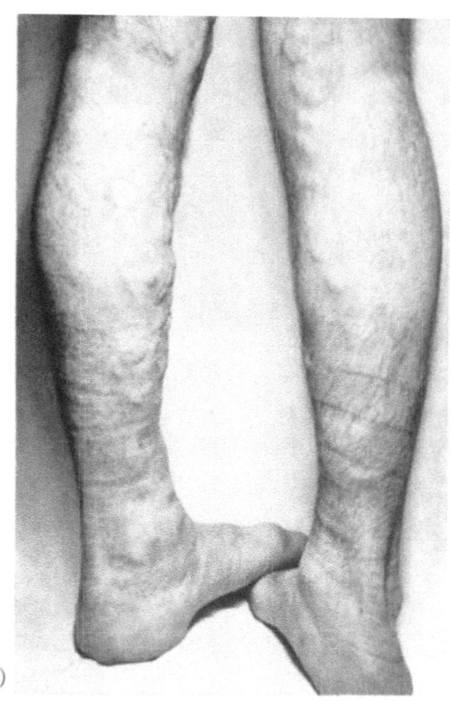



Abb. 41 c. Zustand nach einer einzigen Behandlung mit 9 Injektionen Variglobin 4- und 8%ig. Aufnahme 1 Woche nach der ersten Behandlung. Kein Aussetzen der Arbeit als Maurer

Abb. 41 d u. e. Zustand 2 Jahre später, nach zehn weiteren Konsultationen. Es sind nicht nur auf dem Foto, sondern auch am Patienten keine Varizen mehr sichtbar; auch keine Narben, Indurationen und Pigmentationen

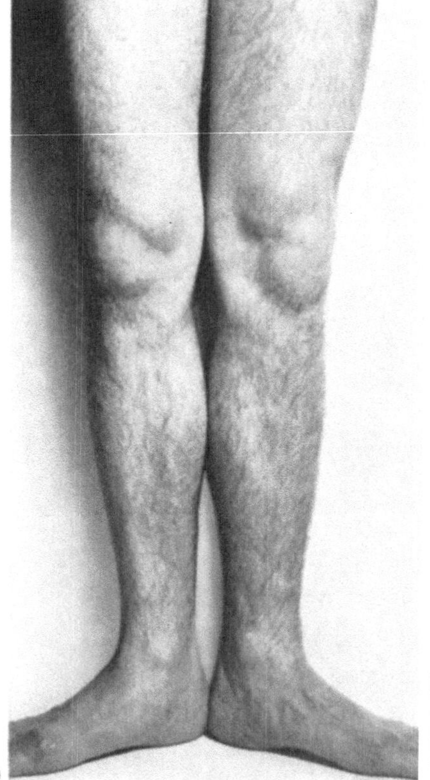



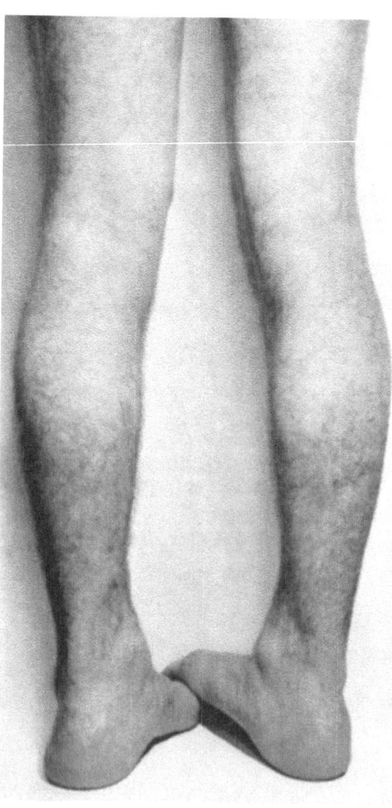

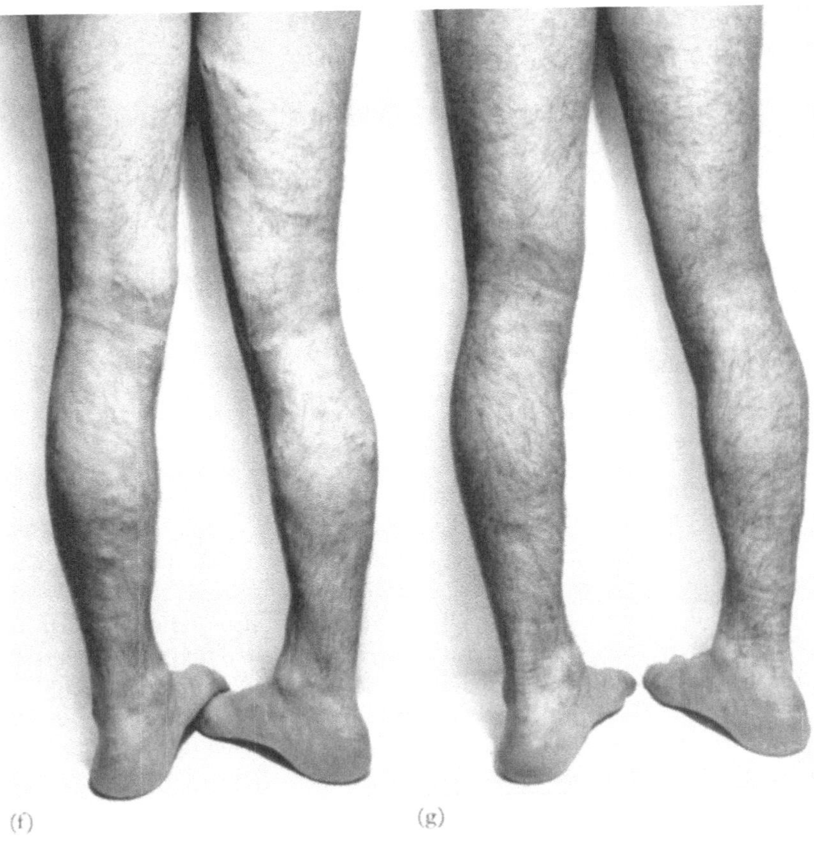

(f)          (g)

Abb. 41. (f) Kleine Rezidive nach zehn Jahren. (g) Zustand zwei Wochen später, nach erneuten Verödungsinjektionen in drei Sitzungen

## Wichtigkeit der Kompression

Es sei noch einmal betont, daß für eine gute Verödungsbehandlung das *kräftige Einbinden wichtig und unbedingt nötig* ist, und daß nicht eingespritzt werden sollte, falls der Patient nicht gewillt ist, das Bein zu komprimieren. Es ist höchstens möglich, sofern die Varizen nicht allzu groß sind, die Kompression mit einem Gummistrumpf durchzuführen, der allerdings stets einen genügend hohen Druck ausüben soll (s. S. 123 ff.). Dann ist es gut, über dem Strumpf noch für 1—2 Wochen die breitere Binde am Unterschenkel zu tragen. Die Binde um den Fuß kann dann weggelassen werden.

*Verödungsinjektionen können auf keinen Fall vorgenommen werden, solange der Patient Beinödeme hat. Diese müssen vor der Behandlung durch straffe Kompressionsverbände beseitigt sein. Hier kann der Patient wichtige Vorarbeit leisten.* Der Kompressionsverband wird vom Patienten jeden Morgen selbst wieder frisch angelegt und kann für die Nacht zum Liegen und Schlafen, weggenommen werden (s. Abschnitt 18).

Auch nach Beendigung der Behandlung muß ein solcher Verband noch 3 bis 5 Wochen regelmäßig getragen werden. Falls ein guter Gummistrumpf mit genügender Druckwirkung (Messung des Kompressionsdruckes s. S. 126 ff.) zur Verfügung steht, kann dieser Strumpf bereits nach einigen Tagen, meist sogar schon am Tage nach der Verödung, den Kompressionsverband ersetzen.

Etwa 3—5 Wochen nach beendeter Varizenbehandlung darf gewöhnlich versucht werden, den Patienten ohne Kompression umhergehen zu lassen. Der Patient kann dazu einen Tag den Verband oder Gummistrumpf weglassen. Es wird dann kontrolliert, ob die Beine immer noch anschwellen und ob Beschwerden bestehen. Wenn das nicht der Fall ist, kann der Patient ohne Verband oder Gummistrumpf auskommen. Es ist aber wichtig, daß wenigstens nach einem halben Jahr kontrolliert wird, ob der Zustand noch gut ist. Patienten mit früher überstandener Thrombose müssen meistens immer binden oder Gummistrümpfe tragen, dies besonders, wenn sie übergewichtig sind.

## Funktionelle Bedeutung der Varizen

Der Patient fragt oft, wie und wo denn nun das Blut durchfließen könne, da ja sowohl durch die Operation wie durch die Verödung der Weg für den Rückfluß des Blutes zum Herzen unterbrochen werde, da müßte ja eigentlich die Stauung noch viel stärker werden: Mit einer Varizeninjektionsbehandlung werden nur kranke und deshalb überflüssige Varizen beseitigt. Die tiefen Venen sollen und müssen erhalten bleiben. Diese dürfen auch nicht entfernt werden, wenn sie durch früher überstandene tiefe Venenentzündungen einen Klappendefekt aufweisen. Aber sowohl die primären als auch die sekundären Varizen bilden für den venösen Blutrückstrom eine Hemmung. Diese stark vergrößerten oberflächlichen Venen sind nicht nur überflüssiger als z. B. ein Blinddarm, sie verursachen meistens noch Beinödeme, weil die Zirkulation in solchen Varizen langsamer, ja meist retrograd verläuft. Wenn sie entfernt sind, geht der venöse Rückstrom wieder hauptsächlich durch tiefe Venen, wie er normalerweise gehen sollte.

Deshalb ist nach gut durchgeführter Varizenentfernung die Zirkulation wieder rascher und die vorher vorhandenen Stauungsbeschwerden und Ödeme geringer, so daß die Patienten regelmäßig nach der Varizenbehandlung sich nicht nur objektiv, sondern auch subjektiv wesentlich besser befinden als vor der Behandlung (s. Abb. 41 a—g).

## Kontraindikationen

Varizenbehandlungen sollen nur an ambulanten Patienten vorgenommen werden. Eine Varizenbehandlung wird ja im allgemeinen auch nur von Gesunden verlangt. Irgend eine andere Erkrankung, die den Patienten zu Bettruhe zwingt, hält ihn von der in diesem Fall zweitrangigen Varizenbehandlung ab. Bei bettlägerigen Patienten, fieberhaften oder eitrigen Infekten, Tumoren, tiefen Thrombosen, Ödemen soll keine Verödungsbehandlung durchgeführt werden, weil zur Verödungstherapie eine normale Bewegung des Patienten gehört. Erst nach völliger Genesung kann die Verödung durchgeführt werden.

Allgemeinerkrankungen, die den Patienten nicht von seiner täglichen Beschäftigung abhalten, wie z. B. ein gut eingestellter Diabetes, eine nicht allzu schwere Arteriosklerose, welche die normale Bewegung nicht behindert, sind kein Grund, eine Verödungsbehandlung nicht durchzuführen.

## Blutung aus Varizen

Manchmal sind größere oberflächliche Krampfadern nur von einer dünnen Hautschicht überdeckt (s. Abb. 42). Diese kann beim kleinsten Anstoßen reißen und die Varize stark bluten, so daß gelegentlich Patienten, die sich nicht zu helfen wissen, aus solchen geplatzten oberflächlichen Varizen im extremen Fall verbluten können. Bei richtiger Behandlung sind diese Varizenblutungen aber nie gefährlich.

Zur Behandlung legt sich der Patient hin, hält das Bein hoch und drückt mit einem Tupfer oder mit einem straff zusammengerollten sauberen Taschentuchzipfel oder, falls auch dieses mangelt, mit dem möglichst sauberen Finger die Wunde zusammen, bis ein Tupfer oder zusammengerollter Verbandstoff vorhanden ist, um den Druck auszuüben. Darüber wird das Bein sofort, noch im Liegen, mit einer elastischen Binde straff eingebunden. Die Varize kann dann später vom Arzt beseitigt werden. Auf diese Weise ist es immer möglich, eine Varizenblutung sofort zu beheben. Diese venöse Blutung steht ja nie unter so starkem Druck wie eine Blutung bei Verletzung eines arteriellen Gefäßes. Eine Unterbindung, wie sie bei arteriellen Blutungen gemacht wird, ist nicht nötig. Der Druck des Verbandes muß straff aber doch nicht so straff sein, daß er die Arterien abdrosselt. Das ist daraus ersichtlich, daß der Fuß in Ruhestellung unter einem solchen Verband leicht blau anläuft, beim Marschieren aber wieder seine normale Farbe bekommt (s. S. 115).

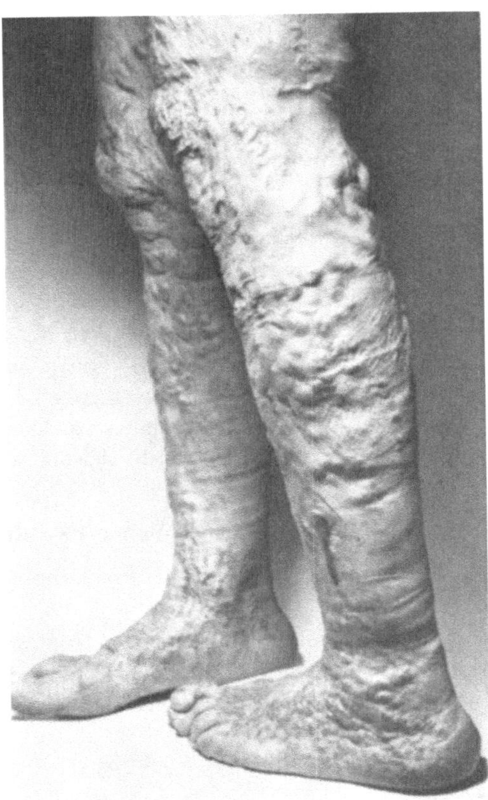

Abb. 42. Ausgedehnte Varikosis mit pergamentartiger dünner und faltiger Haut. Schwere Corona phlebectatica beider Füße. Solche oberflächliche Varizen können bei leichter Verletzung der dünnen, darüber liegenden Haut zu starken Blutungen führen, an denen ein Patient, der sich nicht zu helfen weiß, verbluten kann

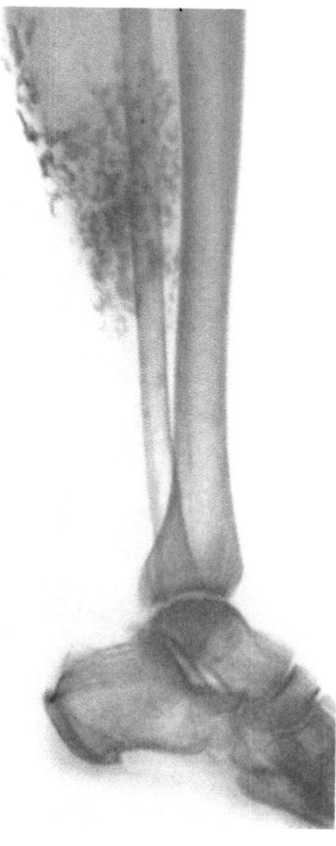

Abb. 43. Röntgenbild von Verknöcherungen im Unterhautzellgewebe bei 83jähriger Patientin. Es sind keine Varizen feststellbar, die Verkalkungen konnten lediglich getastet werden

### Venensteine

Ausnahmsweise können sich Varizen, in denen früher eine Thrombose stattgefunden hat, verkalken. Es bilden sich sogenannte Venensteine (Phlebolithen), die oft in der Wadengegend bei einer Röntgenaufnahme zufällig angetroffen werden. Sie können meist auch getastet werden. Neben verkalkten Varikothrombosen kommen auch Verknöcherungen im Unterhautzellgewebe vor. Solche Verkalkungen machen meist keine Beschwerden, können sich aber manchmal durch die Haut herausarbeiten und dann zu lange bestehenden Fisteln führen.

Diese Verknöcherungen befallen vor allem Frauen in der Menopause, seltener noch menstruierende Patientinnen. Bei Männern ist diese Krankheit selten.

### Klippel-Trenaunay-(Parkes Weber-) Syndrom

Die Klippel-Trenaunaysche Erkrankung ist durch die folgenden drei Symptome gekennzeichnet:

1. Ein meist ausgedehnter Naevus (Muttermal) am kranken Bein.

2. Eine Verlängerung und auch Verdickung des betreffenden Beines, wobei der Knochen sowohl in der Länge als auch in der Dicke und in seiner Dichtigkeit verändert ist.

3. Varizen, die auf die erkrankte Seite beschränkt sind und von Kindheit an bestehen.

Abb. 44. Klippel-Trenaunay-Syndrom bei 53jährigem
Mann, mit Hämangiom-Bildung am ganzen Körper und
Varikosis, am verlängerten linken Bein stärker als am
anderen. Verlängerung des Beines um 4 cm. Durch die
Verlängerung des Beines starke Verkrümmung der Lendenwirbelsäule. Vorläufig keine wesentlichen Beschwerden

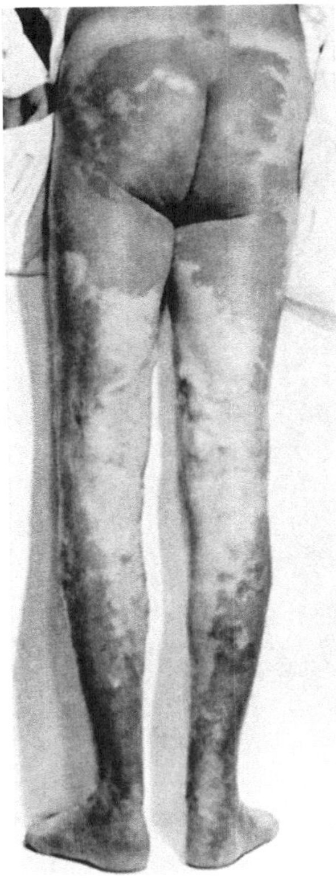

Abb. 45. (a) Klippel-Trenaunay-(Parkes Weber-)Syndrom
bei einem 21jährigen Mann. Verlängerung des Unterschenkels um 4 cm (oberer Patellarand durch Federstrich
gekennzeichnet). Verdickung des Unterschenkels um
3 cm. Die Phlebographie zeigt einen normalen Abfluß in
den tiefen Venen, so daß in diesem Fall eine Verödungstherapie ohne weiteres durchgeführt werden konnte.
(b) Zustand 2 Jahre nach Verödungstherapie. Die starke
Beinverlängerung bedingt bei dem älter werdenden Patienten aber jetzt doch eine Verkrümmung der Wirbelsäule, so daß eine operative Verkürzung des Beines nötig
wird

(a)

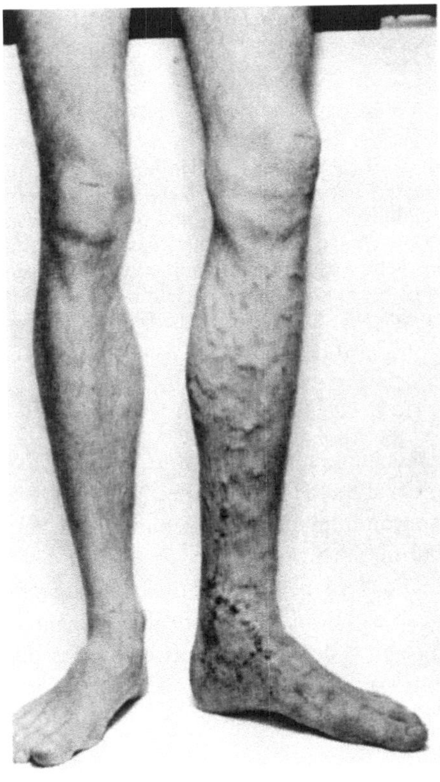

(b)

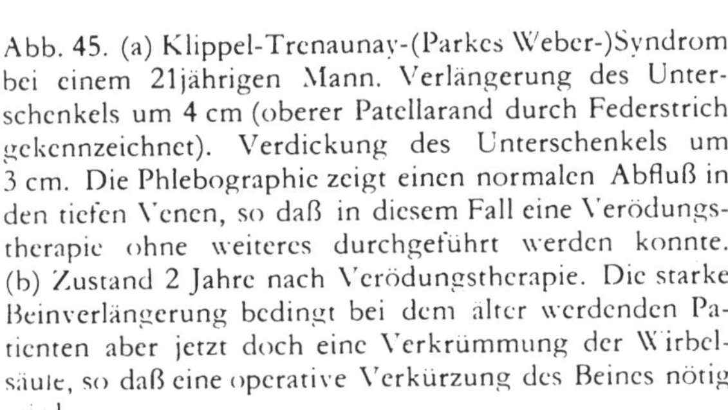

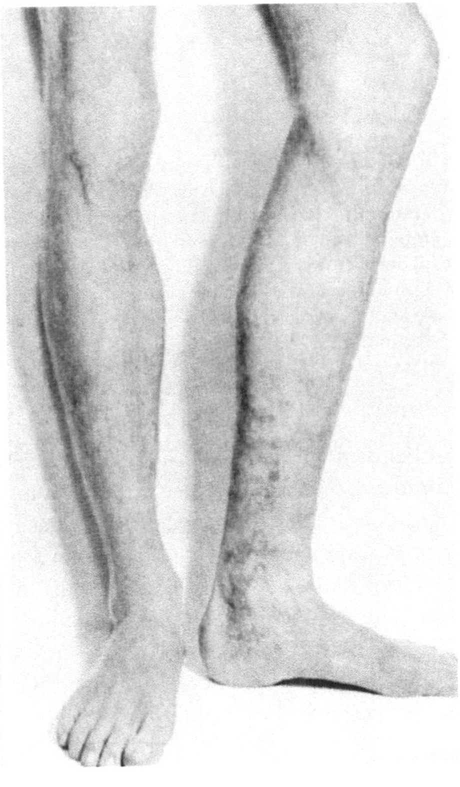

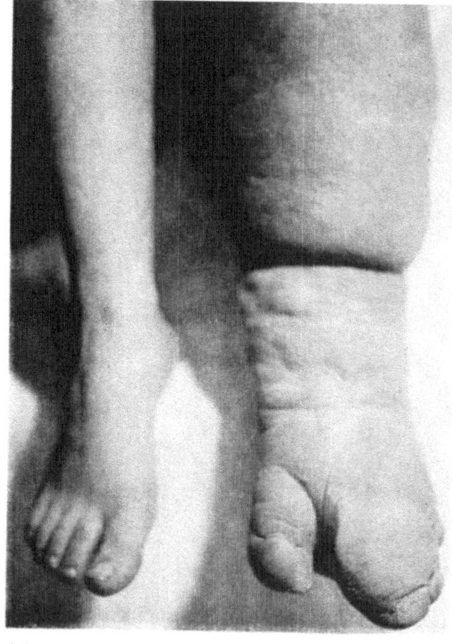
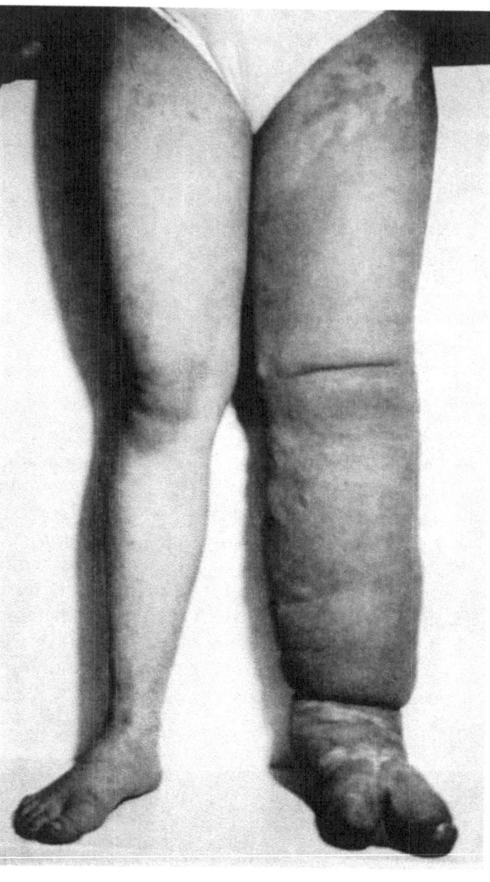




Abb. 46a u. b. Klippel-Trenaunay-Syndrom bei 18jähriger Tochter. Beginn des Längenwachstums, hauptsächlich des Fußes, schon im ersten Lebensjahr. Der Versuch einer Fußoperation im zweiten Lebensjahr hatte zu lebensgefährlichen Blutungen und postoperativen Temperaturen geführt. Der linke Fuß ist um 5 cm länger als der rechte, das ganze Bein, von der Ferse zur Spina iliaca um 2 cm länger. Sehr große Varizen mit arterio-venösen Kommunikationen. Hämangiom von den Zehen bis gegen die Leiste reichend. Verdickung des Beines: Wade rechts 39,7, links 65; Knöchel rechts 21,9, links 45; Oberschenkel rechts 55,4, links 62,5

Bei dem Syndrom von Parkes Weber finden sich zusätzlich arterio-venöse Anastomosen. Deshalb können Überwärmung des betreffenden Beines und erhöhte Oszillometerwerte vorhanden sein. Das Symptombild muß nicht immer konstant sein, es kann auch das eine oder andere Symptom fehlen.

Die Verdickung und Verlängerung des Knochens beginnt schon beim kleinen Kind und nimmt während des Wachstums zu, so daß der Längenunterschied schließlich bis zu 10 cm betragen kann. Die Verlängerung des Beines muß besonders bei jüngeren Leuten operativ angegangen werden, vor allem wenn sie so stark ist, daß Beschwerden in Form von Wirbelsäuleverkrümmungen mit Schmerzen auftreten.

52

Die Varizen sind meist durch große insuffiziente Perforanten in die tiefen Venen bedingt. Die tiefen Venen können vorhanden sein, können aber auch fehlen. Bei dem Patienten Abb. 45 a u. b ergab die Phlebographie normale tiefe Venen, so daß eine Verödung der Varizen möglich war.

## 6. Ekzeme

Bei Varizen und Status nach tiefer Thrombose stellen sich dann häufig Ekzeme ein, wenn Beinödeme vorhanden sind. In vielen Fällen sind sie Vorläufer eines Ulcus cruris. Auch um nässende Ulzerationen herum bilden sich immer wieder Ekzeme, weil durch die Sekretion eine ständige Reizung der umgebenden Haut erfolgt. Oft generalisiert sich ein solches Ekzem auf den ganzen Körper und führt dann gewöhn- lich zu unerträglichem Juckreiz.

In der Regel zeigen sich zuerst an den Unterschenkeln dunkelbraun pigmentierte Flecken, aus denen sich nach einiger Zeit Ekzeme, später auch Ulzera cruris bilden.

Oft kann auch eine Fußmykose (Pilzkrankheit), die sich in ödematösen Beinen mit besonderer Vorliebe festsetzt, auf Unterschenkel und Hände übergreifen. Alle diese Erkrankungen sind von starkem Juckreiz begleitet.

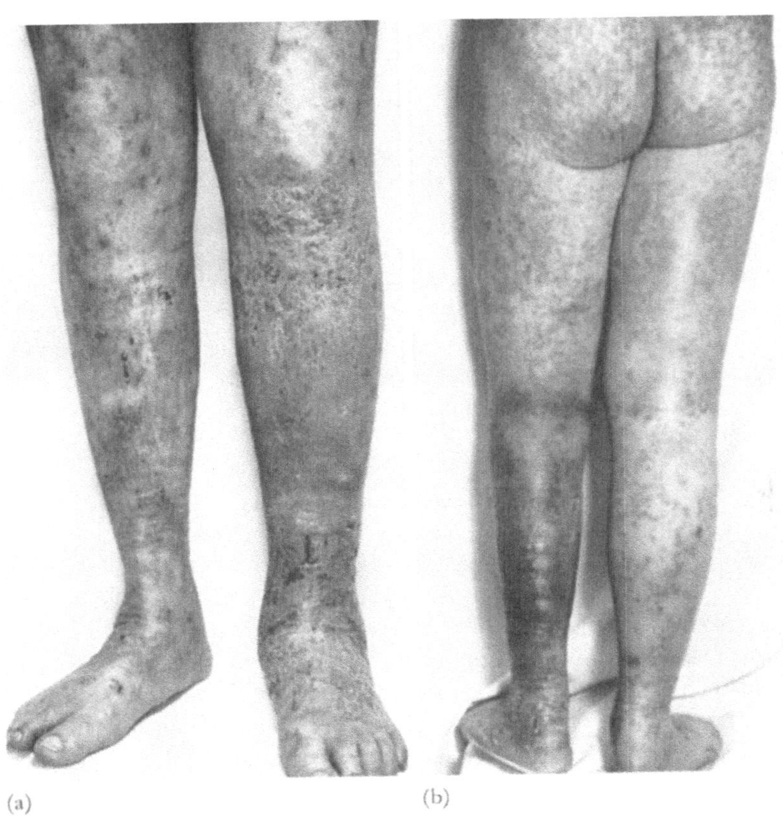


Abb. 47. (a u. b) Generalisiertes Ekzem am ganzen Körper, auch an Gesicht und Armen, von einem Ekzem am linken Unterschenkel nach tiefer Thrombose ausgehend

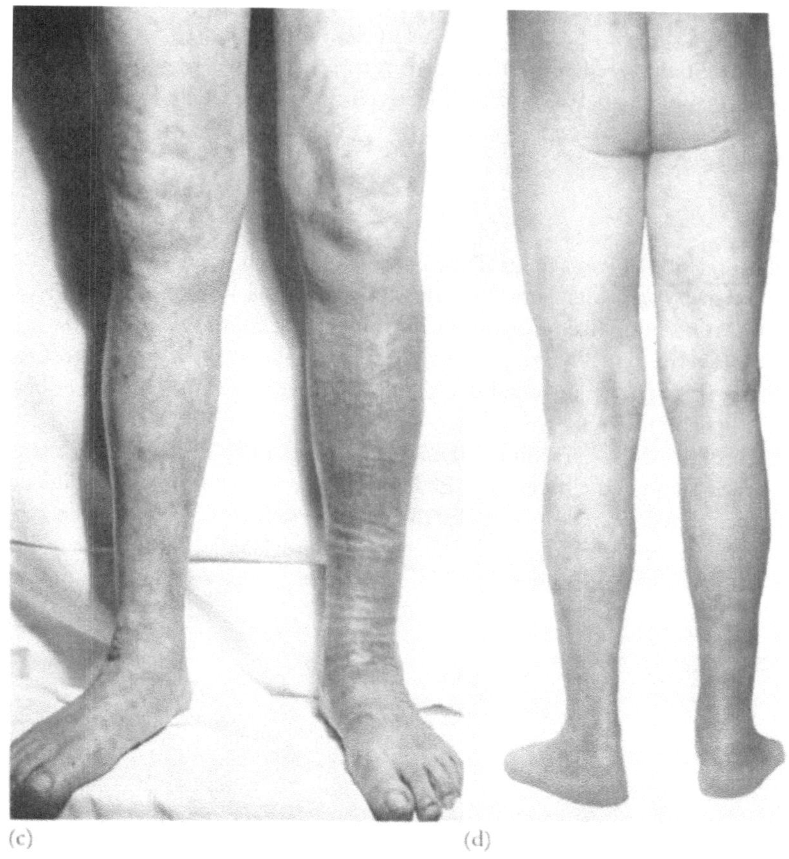



Abb. 47. (c u. d) Rasche Besserung mit Kompressionsverband, Locacorten und Soventol. Zustand nach 6 Monaten. Beachte Rückgang der Ödeme und Pigmentation

Um solche Ekzeme zu beseitigen, müssen auch hier vor allem die Ödeme bekämpft und Varizen, wo solche vorhanden sind, verödet werden. Die Ödeme können mit straffen Kompressionsverbänden schon in einem Tag zum Verschwinden gebracht werden. Damit bessert sich auch das Ekzem und der Juckreiz verschwindet in wenigen Tagen.

Das Ekzem selbst wird mit feuchten Kompressen, die mit gewöhnlichem Brunnenwasser, ohne Zusatz irgendeines Desinfektionsmittels durchtränkt sind, meist nur während 1—2 Tagen behandelt. Diese Kompressen müssen allerdings sehr häufig, meist 3—4mal täglich, gewechselt werden. Seit kortisonhaltige Salben zur Verfügung stehen, genügt meist die Anwendung einer dieser Salben, wir selbst gebrauchen Betnovate, Decoderm, Diprosalic Diprosone, Locacorten Locasalen, Locoid, Merisona Purantrix, Tenetex oder Ultralan. (Damit werden meist schon in einem Tag auch die starke Sekretion und der Juckreiz behoben.) Zur Stillung eines starken Juckreizes wird der Arzt ein Antihistaminikum (z. B. Soventol) verordnen. Wir gebrauchen gewöhnlich die stärkeren Soventol-Tabletten (Knoll) (0,05 g) und geben vor dem Schlafen eine und bei sehr starkem Juckreiz tagsüber 2—3mal $^{1}/_{2}$ Tablette [gut wirksam sind auch Nisorex-Tabletten (Geigy), Polaramin-Tabletten (Schering)].

54

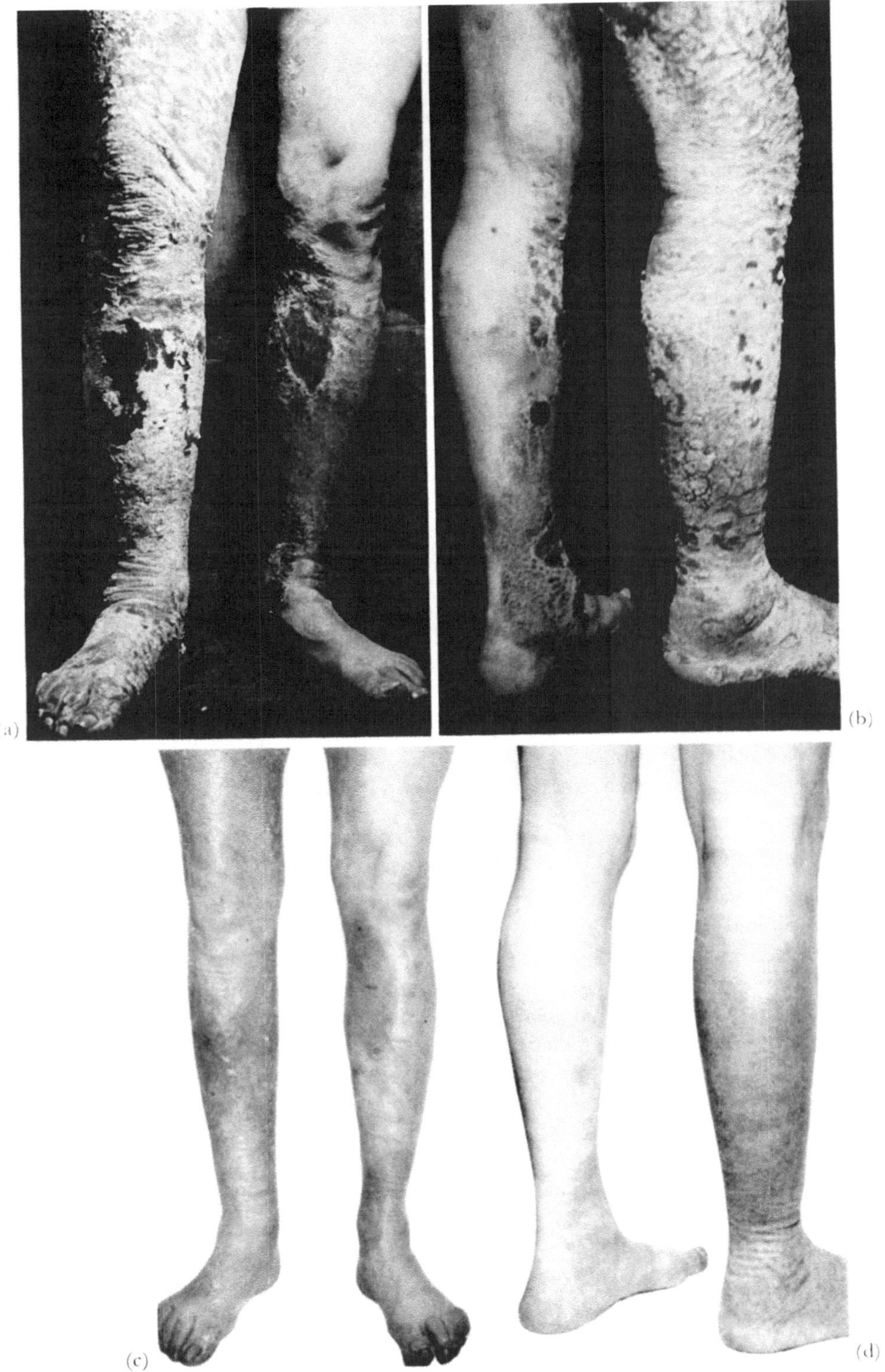

Abb. 48. (a u. b) Stark nässendes Ekzem mit dicken Krusten seit 7 Jahren, bei chronischen Beinödemen. Stehende Beschäftigung, Hypertonie (Blutdruck 210/120). 63jähriger Mann. (c) Zustand nach 6 Wochen, nach Behandlung mit Locacorten, Soventol und Kompressionsverband. (d) Zustand nach $^1/_2$ Jahr

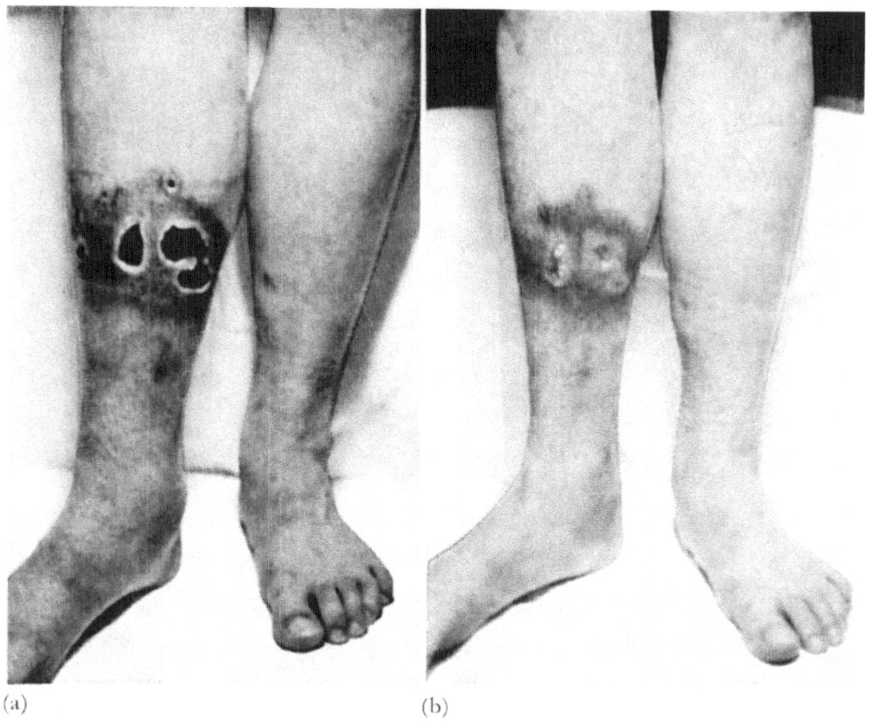

(a)            (b)

Abb. 49. (a) 29jähriger Mann. Ulcus cruris nach tiefer Thrombose nach Malleolarfraktur. Die Ulzerationen traten $1^{1}/_{2}$ Jahre nach der Erkrankung auf. Starke Schwellung des Beines. (b) Therapie: Nach Beginn der Kompressionsverband-Behandlung sind die Beinödeme in einem Tag vollkommen verschwunden. Nach 6 Wochen sind die Ulzerationen zugeheilt

## 7. Beingeschwüre (Ulcera cruris)

Die weitaus größte Zahl aller Beingeschwüre ist durch Venenleiden verursacht. Die Ulzerationen entstehen entweder bei Varizen oder nach überstandener tiefer Venenentzündung. Bei diesen venösen Ulzera sind in 80—90% Krampfadern vorhanden, die, gemeinsam mit insuffizienten Verbindungsvenen, die Ursache der Ulcusentstehung bilden. Ein venöses Beingeschwür geht aber erst auf, wenn infolge der Venenerkrankung Beinödeme (geschwollene Beine) vorhanden sind. Deshalb gibt es viele Varizenpatienten ohne Ulcera, weil die Klappen in den Verbindungsvenen noch intakt und deshalb keine Beinödeme vorhanden sind.

Unter den von uns bis jetzt behandelten 18376 Beingeschwüren waren 90% venöser Natur. Von diesen sind 40% durch Varizen und 60% infolge einer früher (vor 1—20—40 Jahren) überstandenen tiefen Venenentzündung entstanden.

---

Abb. 50. (a u. b) Varizen können nach längerem Bestehen die Ursache von Ulcera cruris sein. Infolge der Varikosis ist die Haut im Sinne einer „Atrophie blanche" hier um das Ulcus herum (linkes Bein) farblos geworden. Auch über dem rechten inneren Knöchel besteht eine Atrophie blanche, bis jetzt ohne Ulcusbildung (s. auch S. 79). (c u. d) Auch die Atrophie blanche heilt oft mit dem Ulcus ab, wenn, wie hier, nach einer Verödungsbehandlung die Varizen beseitigt sind und die Stauung, welche die Ödeme bedingt, behoben ist

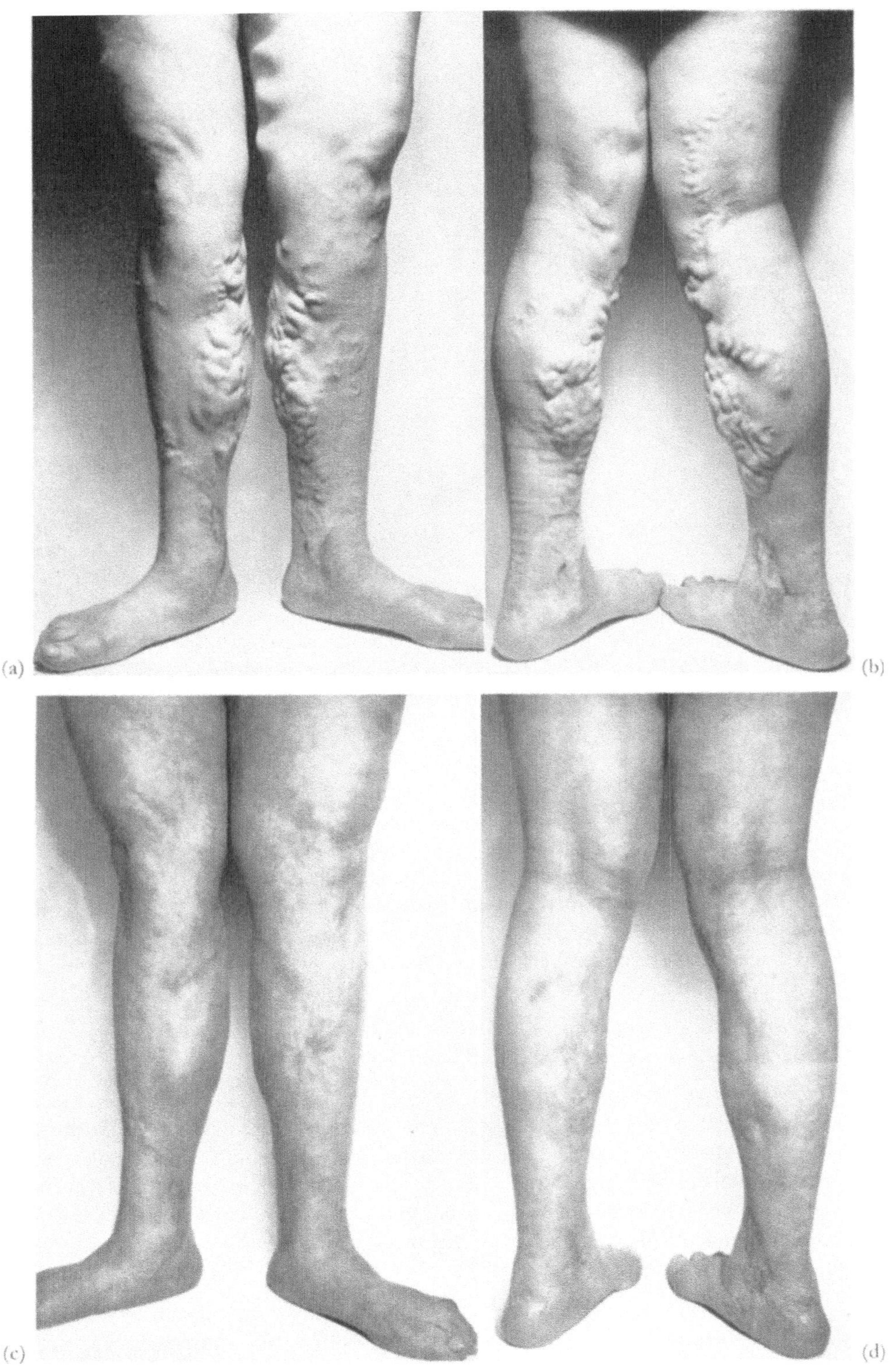

Abb. 50a—d s. Legende auf gegenüberliegender Seite

57

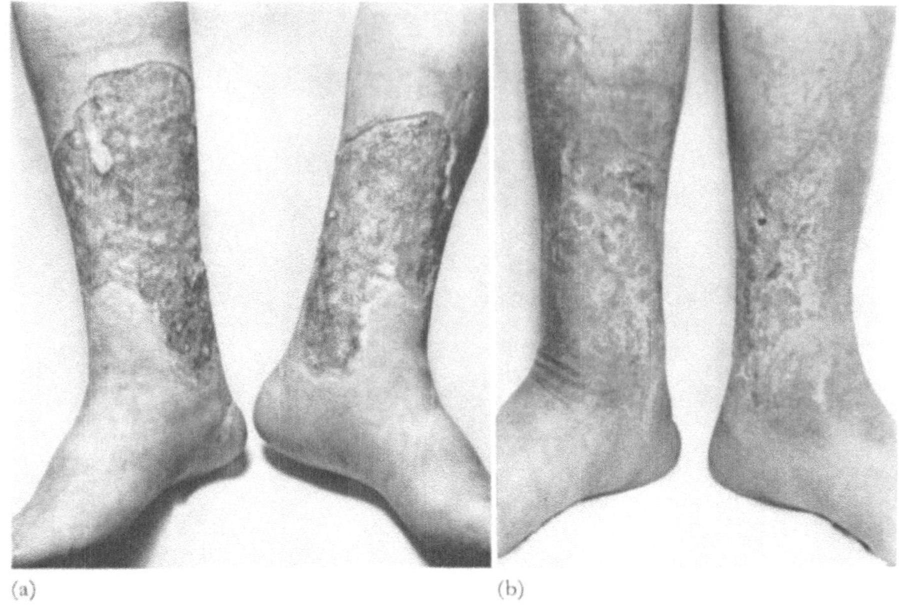

(a)
(b)

Abb. 51. (a) 53jährige Patientin. Ulcera cruris beidseits nach überstandener Thrombose vor 14 Jahren. Die Patientin war infolge der Thrombose 3 Monate bettlägerig. Gerade bei Patienten, die wegen einer Thrombose lange liegen mußten, werden spätere Ulzerationen häufiger und größer. (b) Geheilt 3 Monate nach Beginn der Behandlung mit Kompressionsverbänden

Die häufigste Lokalisation von Beingeschwüren *nach tiefer Thrombose* ist die Stelle um den inneren Knöchel und unmittelbar darüber. Das ist der Ort, wo die öfters insuffizienten Perforansvenen (Cockett) lokalisiert sind. Die Außenseite des Beines ist viel weniger befallen als die Innenseite. Bei einem Ulcus auf der Außenseite ist die Ursache oft keine venöse. Variköse und postthrombotische Ulzera sind meistens in der unteren Hälfte des Unterschenkels lokalisiert. Gelegentlich sind postthrombotische Ulzerationen, wenn das ganze Bein stark aufgeschwollen ist, bis zum Knie oder ausnahmsweise darüber noch möglich.

*Die eigentliche Entstehungsursache eines venösen Beingeschwürs sind immer die infolge der Venenerkrankung vorhandenen Beinödeme („geschwollene Beine").*

*Häufigkeit der Beingeschwüre.* Welche Bedeutung diese Erkrankung hat, zeigt ihre große Verbreitung. Im Gegensatz zu anderen Krankheiten (Infektionskrankheiten) geht sie nicht zurück, sondern hat in den letzten Jahren eher noch zugenommen. So wird die Zahl der Beingeschwüre in Deutschland auf 500 000, in England auf 200 000 und in den Vereinigten Staaten auf 1 750 000 geschätzt. Dieses Leiden steht unter den invalidisierenden Volkskrankheiten an der Spitze. Deshalb ist eine wirksame Therapie von großer Bedeutung.

Die nicht venösen Ursachen von Beingeschwüren, darunter hauptsächlich Arterienerkrankungen, betragen nur 10%. Folgende Zusammenstellung gibt eine annähernde Übersicht über die Häufigkeit der Beingeschwüre:

Venöse Ulcera cruris (90%), davon:
a) bei Krampfadern 40%,
b) nach Thrombosen 60%.

Ulcera cruris aus anderer Ursache (10%):
a) Arterielle Ulcera cruris (ca. 5%):
Arteriosklerose (Arterienverkalkung) (meist bei Patienten über 60 Jahren),
Buergersche Erkrankung (meist Arterienverengerung, bei Patienten zwischen
30 und 60 Jahren),
zu hoher Blutdruck (Hypertension),
Zuckerkrankheit (Diabetes) (meist Verengerung der Endstrombahn).
b) Ulcera cruris aus anderer Ursache (ca. 5%), z. B.:
nach Unfall (Trauma),
bei Karzinom (Krebs),
bei Lähmung des Beines (z. B. nach Poliomyelitis [Kinderlähmung]),
bei Hauteiterung (Ekthyma),
bei Tuberkulose,
bei Erfrierungen (Pernionen),
bei Geschlechtskrankheiten (Lues).

## 8. Behandlung venöser Beingeschwüre

Die berüchtigten Beingeschwüre bilden nicht nur das Kreuz der geplagten Patienten selbst, sondern auch der behandelnden Ärzte. Es gibt Leute, die sich seit 8, 10 oder mehr Jahren mit ihren „offenen Beinen" herumquälen.

Wie ist das möglich? Bei kaum einem anderen Leiden wird so viel gequacksalbert wie bei Beingeschwüren. Aberglaube und Volksmedizin feiern da wahre Orgien. Verbreitet ist noch immer die Meinung, ein Beingeschwür dürfe sich nicht schließen, weil sonst das „Böse" nicht mehr herauskönne und im Körper Unheil anrichte und der Patient, wenn sich die Beingeschwüre schließen, sterben müsse. Dieser Aberglaube kommt wahrscheinlich daher, daß bei Patienten mit offenen Beinen, die wegen anderer schwerer Krankheiten lange liegen müssen, sich ein venöses Beingeschwür infolge der langen Bettruhe schließt und dann geschlossen ist, wenn der Patient infolge seiner übrigen schweren Erkrankung stirbt.

Verbreitet ist ferner die Auffassung, ein venöses Beingeschwür müsse vor allem desinfiziert werden. Ein solches Geschwür entsteht aber nur ausnahmsweise durch eine Infektion, sondern meistens infolge der Stase des Blutes in den Venen und der Ödeme. Es ist zwar richtig, daß Beingeschwüre, wie alle während so langer Zeit offenen Wunden, sehr stark von Bakterien belegt sind. Doch reinigt sich ein Ulcus cruris immer von selbst, ohne Desinfektion, sobald die Ödeme, die bei solchen offenen Beinen immer vorhanden sind, durch einen guten Kompressionsverband behoben werden.

Der weitaus wichtigste Heilfaktor ist die Beschleunigung der Zirkulation und die *vollkommene Beseitigung der bei Beingeschwüren immer vorhandenen Ödeme*. Sobald dies durch straffe Kompressionsverbände erreicht ist, kann das Geschwür heilen. Die Kompression kann durch die Einlage von *Varico-Schaumgummi-Kompressen* (s. unter Abschnitt 18) in geeigneter Form wesentlich verstärkt werden und zudem wird dadurch das empfindliche Geschwür vor Anstoßen geschützt. Der Schaumgummi übt bei jeder Bewegung eine pumpende Wirkung aus und beschleunigt damit die venöse Zirkulation noch wesentlich besser als der Verband allein.

Der Patient fühlt sich in einem richtigen, straff sitzenden Verband sofort besser. Er kann wieder umhergehen und seine gewohnte Tätigkeit ausüben und dabei erlebt er die Freude, daß sich sein Ulcus in kurzer Zeit schließt (s. Abb. 49a u. b). Reichliche Bewegung unterstützt die heilende Wirkung des Kompressionsverbandes. Jedes Liegen ist zur Heilung eines Ulcus unnötig.

---

Abb. 52. (a u. b) Großes, den halben Unterschenkel umfassendes Ulcus cruris, seit 7 Jahren, bei chronischen Beinödemen beidseitig. Keine Varizen, keine Thrombose in der Familie. Im dicken weißen Belag Bacillus pyocyaneus. Karbolsalbenabusus seit mehreren Jahren. Da die Karbolsalbe jeweils stark schmerzlindernd wirkt, war es nicht möglich, diese der Patientin ohne Spitalbehandlung abzugewöhnen. (c) Status $1^{1}/_{2}$ Wochen nach Weglassen der Karbolsalbe. Behandlung mit Schaumgummi-Kompressionsverbänden. Die durch B. pyocyaneus bedingten, weißen Ulcus cruris-Beläge haben sich gelöst (unter guter Kompression heilen auch am ambulanten Patienten so stark verschmierte Ulzerationen). Die Beinödeme sind verschwunden. Das Ulcus zeigt saubere, rote Granulation. (d) Geheilt 3 Monate nach Behandlungsbeginn. Hauttransplantation vom Oberschenkel. Schaumgummi-Kompressionsverbände. Man beachte: Das behandelte rechte Bein ist jetzt, nach Tragen des Kompressionsverbandes, wesentlich schlanker als das nicht behandelte linke, das nach wie vor ohne Kompressionsverband Ödeme aufweist

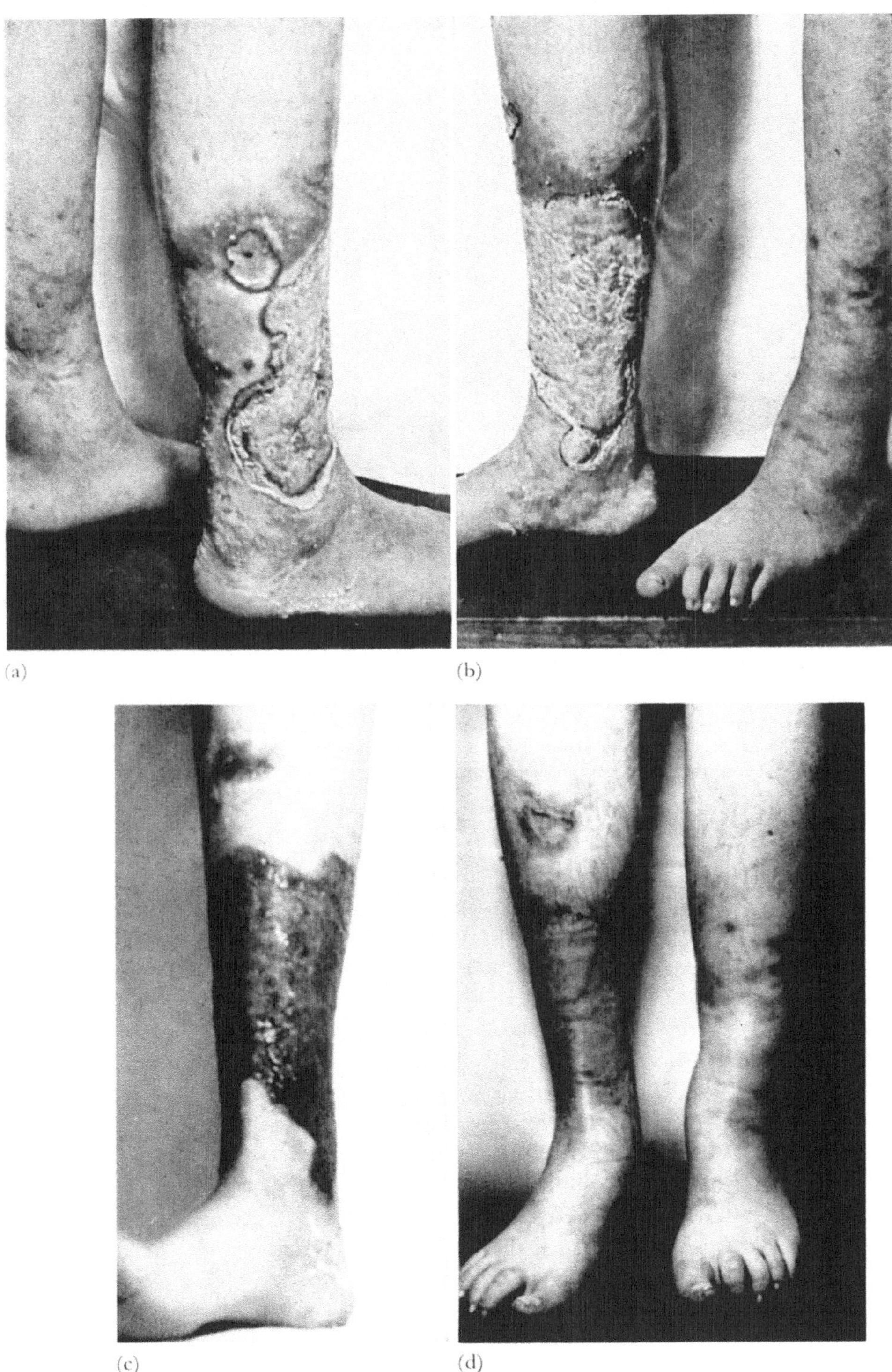


Abb. 52a—d s. Legende auf gegenüberliegender Seite

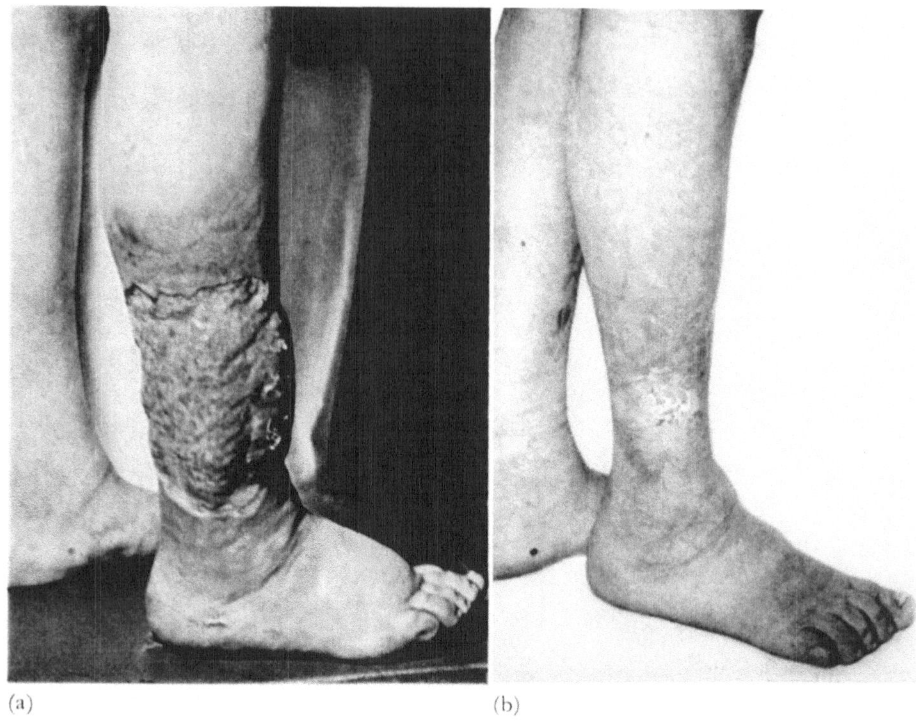

Abb. 53. (a) 65jährige Frau. Großes, beinahe den ganzen Unterschenkel umfassendes Ulcus cruris nach tiefer Thrombose. Ödeme!! (b) Aufnahme $1^1/_2$ Jahre nach Behandlungsbeginn. Heilung unter Schaumgummikompressionsverband während der Arbeit. Keine Bettruhe. Beachte die Abschwellung infolge der Kompression

Der Patient wickelt den Verband meist viel zu locker. Eine einzige Binde für den ganzen Unterschenkel genügt nie; außerdem müssen die Binden sehr straff gewickelt werden. Wenn Zweifel bestehen, kann mit unserem Tester der Druck des Verbandes sehr einfach gemessen werden (s. S. 126 ff.). Mit einem nur locker angelegten Verband können die Ödeme niemals zum Verschwinden gebracht werden. Solange diese aber bestehen bleiben, heilt das Geschwür nicht zu.

Beim Verbandwechsel wird die Umgebung des Geschwürs mit Wundbenzin gereinigt. Die Wunde selbst wird mit einer in sauberes Leitungswasser getauchten Gazekompresse oder mit gewöhnlicher weicher Zinkpaste bedeckt. Irgendeine komplizierte Salbe ist für das Ulcus selber nicht nötig, höchstens braucht die meist ekzematöse Ulcusumgebung eine besondere Salbenbehandlung.

Für die Nacht wird der Kompressionsverband weggenommen und das Geschwür mit einem einfachen, lockeren Gazeverband bedeckt, um das Beschmutzen der Wäsche zu vermeiden.

Regelmäßig sind bei venösem, oft auch bei arteriellem Ulcus am Ort der Ulcusentstehung vorher Ödeme vorhanden gewesen. Diese Ödeme haben sowohl bei Varizen als auch beim Zustand nach überstandener tiefer Thrombose das Geschwür bedingt. In erster Linie müssen diese Ödeme durch den Kompressionsverband

62

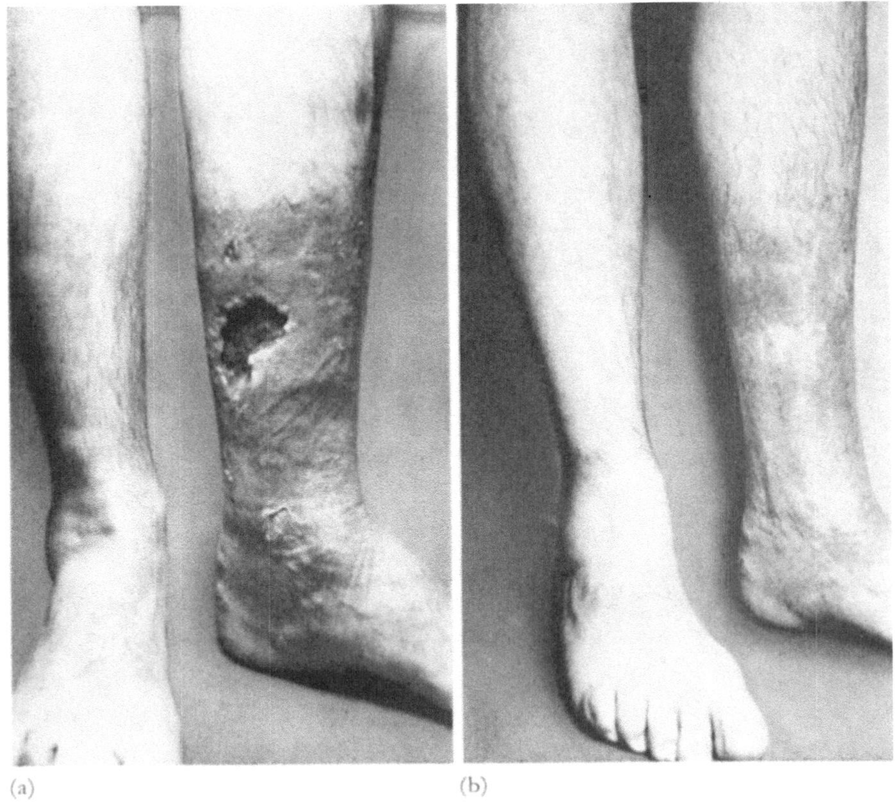

(a)                                                    (b)

Abb. 54. (a) 28jähriger Patient. Ulcus 2 Jahre nach einer überstandenen Thrombose. Beachte die Tiefe der Ulzeration infolge der Beinödeme. (b) Geheilt nach 4 Monaten. Die Ödeme sind unter dem Kompressionsverband verschwunden. Danach konnte das Ulcus rasch zuheilen

beseitigt werden, dann heilt das Ulcus regelmäßig aus. In Fällen, wo nur Varizen an diesen Beinödemen schuld gewesen sind, empfiehlt es sich, diese Varizen zu beseitigen. Die Injektionstherapie dieser Varizen kann schon am ersten Tag der Behandlung, also auch bei offenem Beingeschwür, begonnen werden. Wenn die Varizen und damit die Stase beseitigt sind, schließt sich das Ulcus viel rascher. Auch während einer solchen Varizenverödung muß ständig ein guter Kompressionsverband getragen werden. Damit sind gleichzeitig die Beinödeme behoben und mit ihnen die Ursache der Geschwürsbildung. Aber auch wenn infolge einer früher überstandenen tiefen Thrombose Varizen entstanden sind, die schließlich das Beingeschwür bedingt haben, ist es von Vorteil, diese Varizen durch Verödungsinjektionen zu beseitigen, was aber immer nur in Verbindung mit einer guten Kompressionsbehandlung geschehen sollte, damit in erster Linie die Ödeme behoben werden.

Ist eine früher durchgemachte Thrombose ohne Varizenbildung der Grund der Entstehung eines Beingeschwürs, so wird man allein mit einem straffen Kompressionsverband zum Ziel, d. h. zur Heilung des Ulcus gelangen.

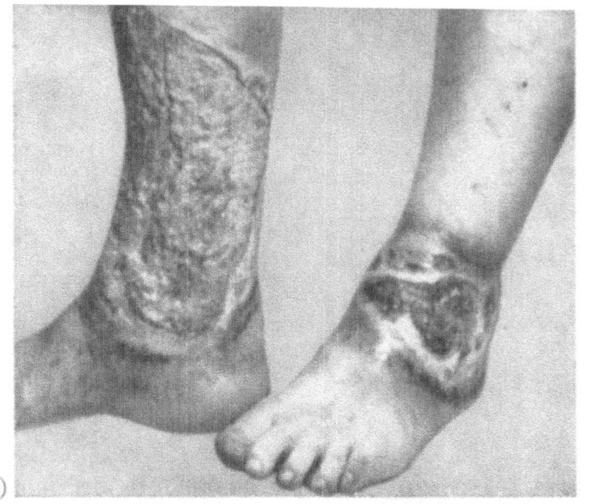
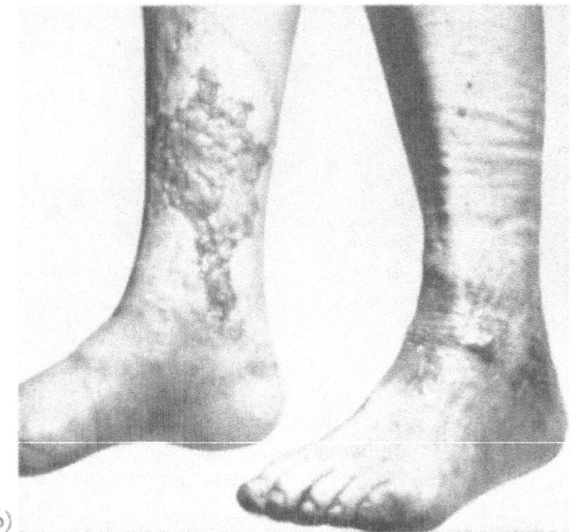
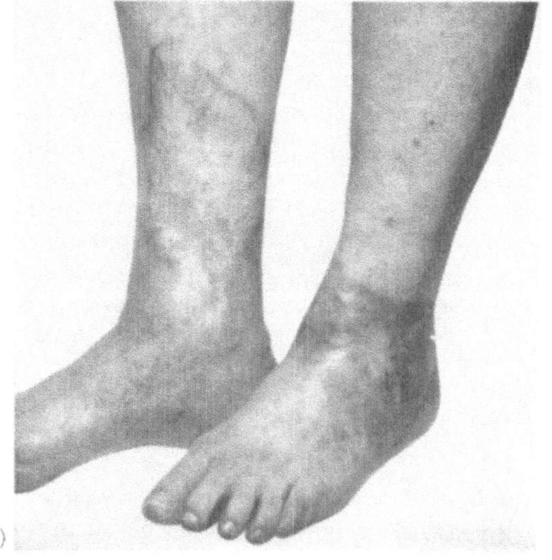

Abb. 55. (a) Große Ulzera beidseitig bei 49jähriger Frau nach überstandener tiefer Thrombose. Beinödeme. (b) 2¹/₂ Monate nach Beginn der Kompressionstherapie: Das linke Bein nahezu geheilt und das rechte Bein in Heilung begriffen. (c) Zustand 4 Jahre nach Heilung. Die Ulzerationen sind bei Tragen von Gummistrümpfen geheilt geblieben. Beachte das Verschwinden der normalen Hautpigmentation in der Narbenhaut (Atrophie blanche der Narbe) (s. S. 79)

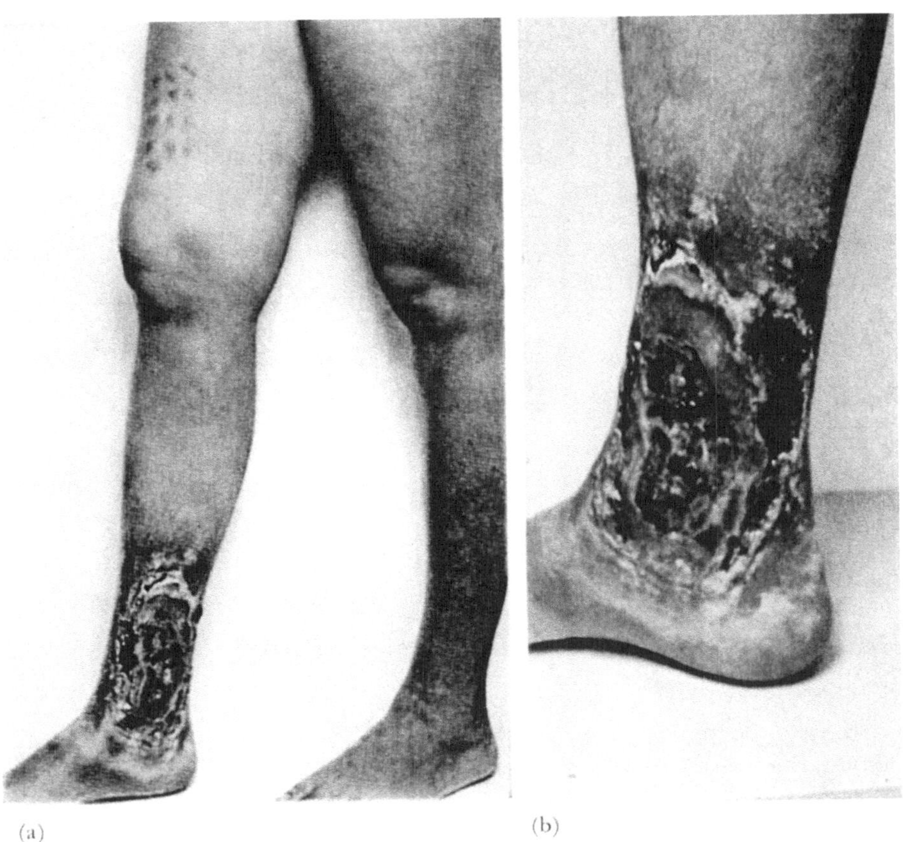



Abb. 56. (a) 34jährige Patientin. Tiefe Thrombose vor 7 Jahren. Ein Jahr später trat das Ulcus auf. Behandlung anderweitig: 2 Transplantationen, mit Entnahme der Hautlappen am Oberschenkel, heilen nicht an. Siehe Narben der Hautentnahmestellen am Oberschenkel. Nach Saphenaunterbindung und zirkulärer Umschneidung wurde das Ulcus größer und die Umschneidung heilte ebenfalls nicht mehr zu, sondern führte zu einer neuen Ulzeration zirkulär um das alte Ulcus. Trotz Zinkleimverband und anderer, allerdings ungenügend komprimierender Verbände wurde das Ulcus immer größer. Tablettenabusus infolge starker Schmerzen. (b) Ehemaliges Ulcus in der Mitte. Zirkulär darum das neue, infolge der Ulcusumschneidung entstandene Ulcus

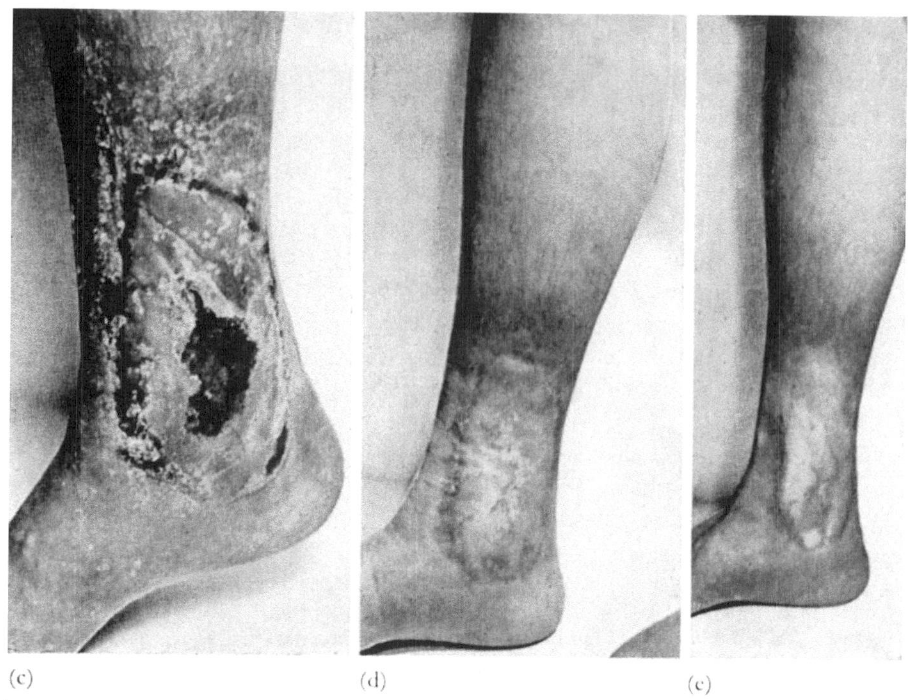

(c)         (d)         (e)

Abb. 56. (c) Zustand 2 Monate nach Beginn unserer Behandlung. Zwei Wochen nach Beginn der Kompressionstherapie mit von der Patientin selbst angelegten Kompressionsverbänden sind die starken Schmerzen gewichen, so daß die Patientin ohne Schmerzmittel auskommt und das Ulcus rasch heilt. Umschneidungsnarbe geheilt, noch stark pigmentiert. (d) Zustand $^1/_2$ Jahr nach Beginn unserer Behandlung. Die starken Pigmentationen an der Umschneidungsnarbe haben sich unter der Kompressions-Therapie ebenfalls gebessert. (e) Jetzt, 4 Jahre später, ist das Ulcus sehr schön geheilt geblieben. Die Patientin trägt lediglich einen Gummistrumpf (Sigvaris 505) und treibt damit wieder wie früher sehr viel Sport (Skifahren, Tennis)

---

Abb. 57. (a u. b) Große Ulzeration bei einer 48jährigen Patientin nach tiefer Thrombose bei einer Geburt vor 15 Jahren. Ulcus seit 10 Jahren ständig offen. (c u. d) Zustand $2^1/_2$ Monate später, nach Kompressionsverband-Behandlung

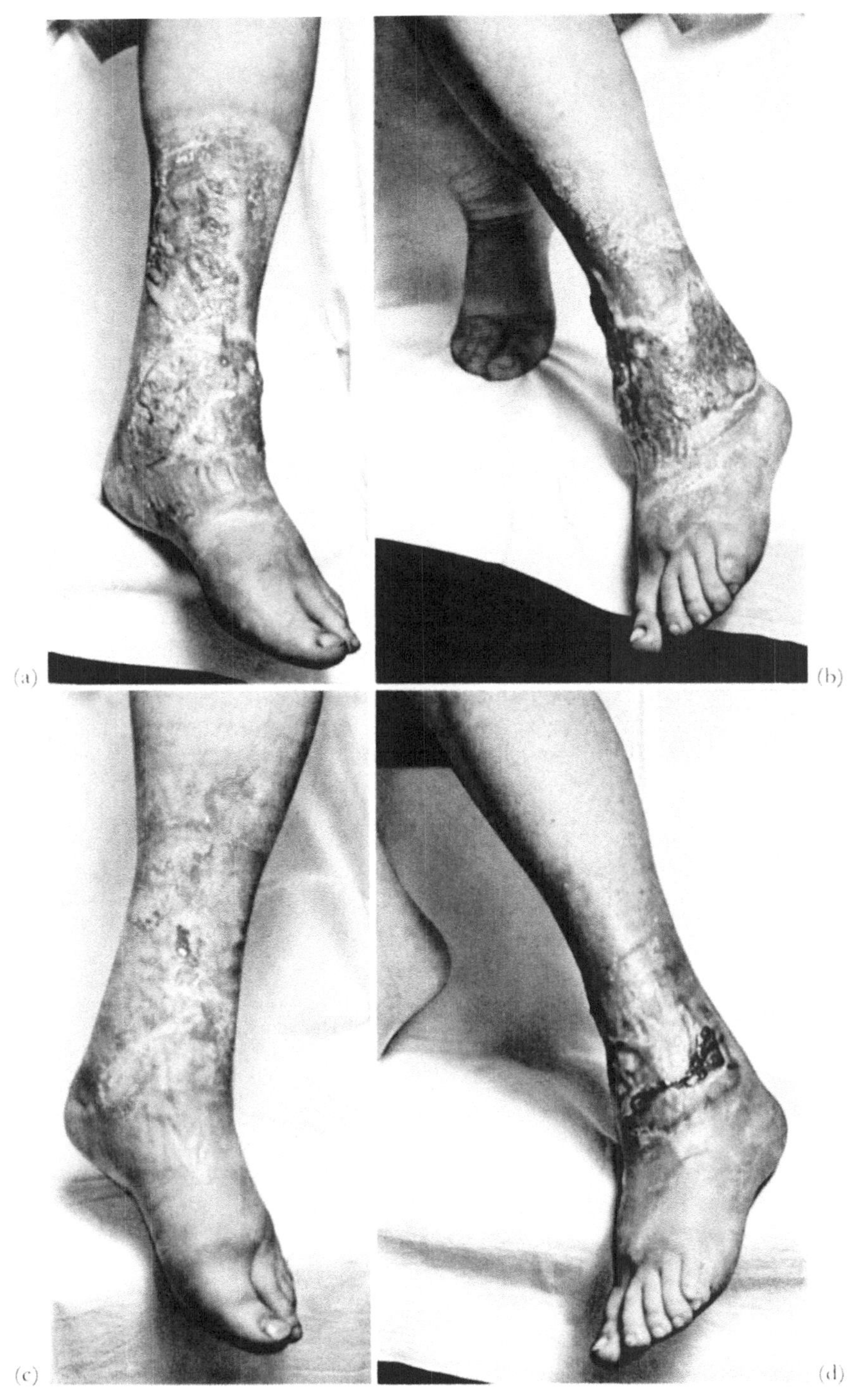

Abb. 57a—d s. Legende auf gegenüberliegender Seite

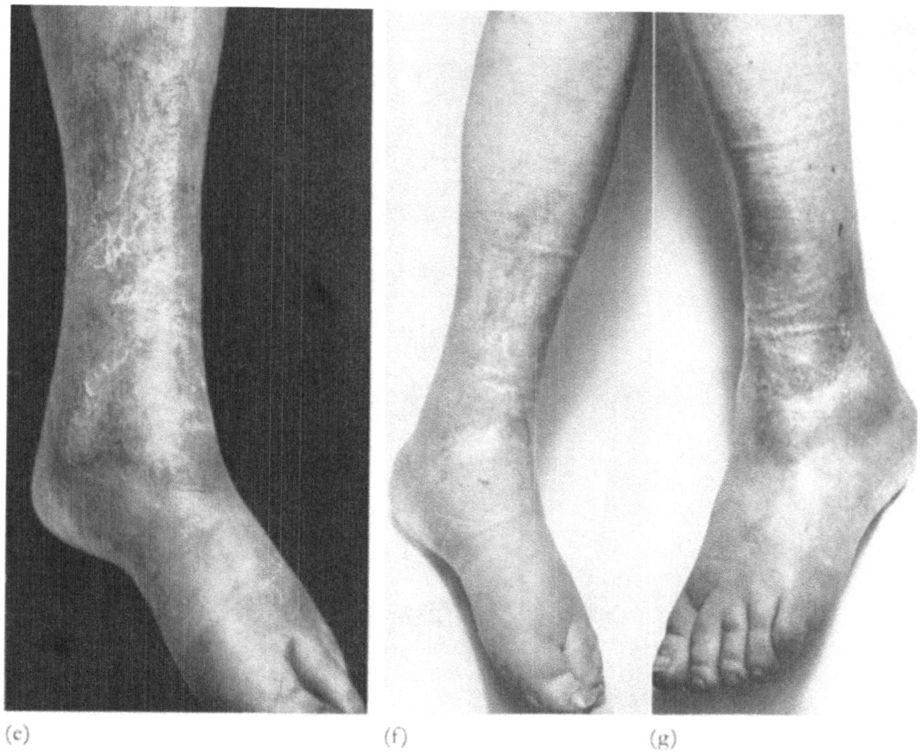



Abb. 57. (e) Geheilt 6 Monate nach Beginn der Behandlung. (Aufnahme 1 Jahr nach Beginn der Behandlung). (f u. g) Geheilt geblieben. Aufnahme nach weiteren 3 Jahren

Siehe auch Farbtonfilm K. Sigg, Einige Fälle venöser Beinerkrankungen und ihre Behandlung. Erhältlich bei Hormon-Chemie München, 8000 München 45, Postfach 101.

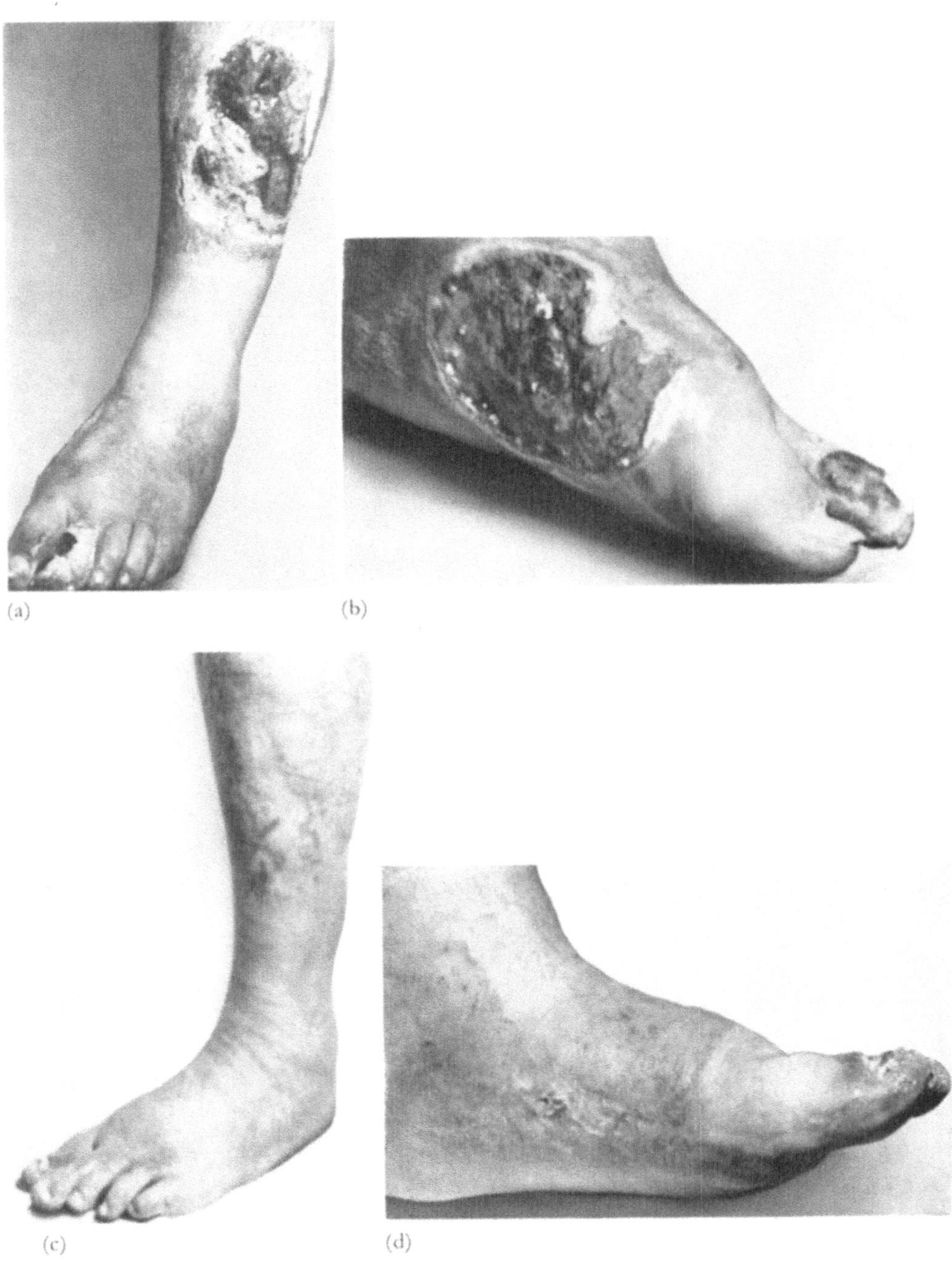

Abb. 58. (a u. b) 35jährige Patientin. Große Ulzerationen am Unterschenkel, am Fuß und an der 1. und 2. Zehe. Starke Ödeme im Sinne einer Phlegmasia alba (daher auch Ulzerationen an der Zehe). Seit 6 Jahren offen, nach überstandener tiefer Thrombose. Keine Varizen. (c u. d) Geheilt nach $5^1/_2$ Monaten unter Kompressionsverbänden. (Auch die Zehen sind geheilt)

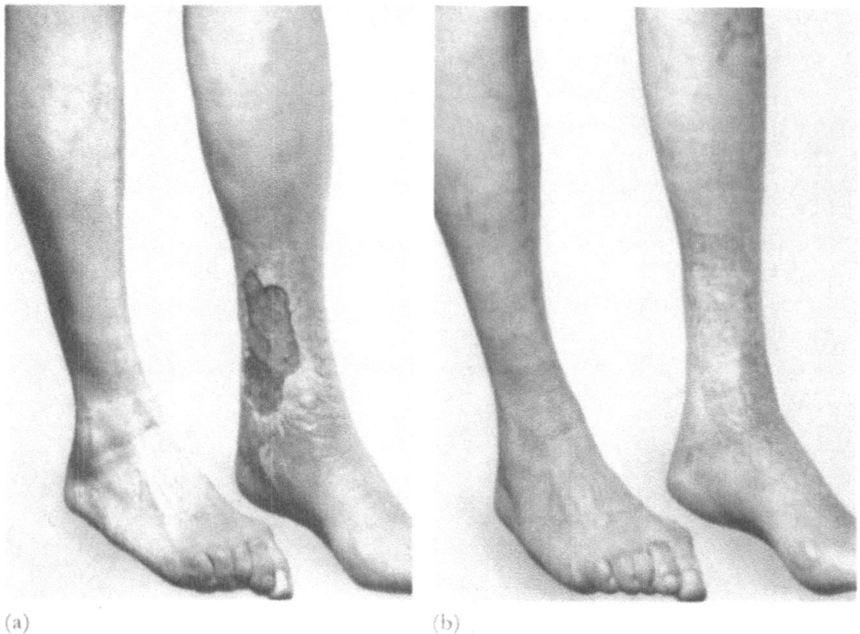



Abb. 59. (a) 50jährige Patientin. Ulcus cruris nach tiefer Thrombose bei Myomoperation vor 12 Jahren. Keine Varizen. Seit 11 Jahren ständig offen. Beachte die starken Ödeme linksseitig. (b) Status nach Schaumgummikompressionsverband bei ständiger Arbeitsfähigkeit. Keine Bettruhe. Man beachte die Abnahme der Ödeme unter der Kompressionsverband-Behandlung. Aufnahme 4$^1/_2$ Monate nach Behandlungsbeginn

Abb. 60. (a u. b) 37jährige Patientin mit großem Ulcus cruris nach schwerer tiefer Thrombose nach Magenoperation. Seit 10 Jahren dauernd offen (man beachte die infolge der Ödeme stark abstehenden und unterminierten Wundränder). (c) In Heilung. Wirkung des Kompressionsverbandes. Zustand nach 3 Monaten. Behandlung mit Schaumgummi-Kompressionsverband und elastischen Binden. Man beachte: Wundbett vollkommen eben mit den Wundrändern (eine gute Epithelisation kann nur dann beginnen, wenn keine Niveaudifferenz mehr besteht). (d u. e) Geheilt. Aufnahme 15 Jahre später. Bei weiterem ständigem Anlegen des Kompressionsverbandes trotz Übergewicht von 113 kg bei der 52jährigen Patientin geheilt geblieben

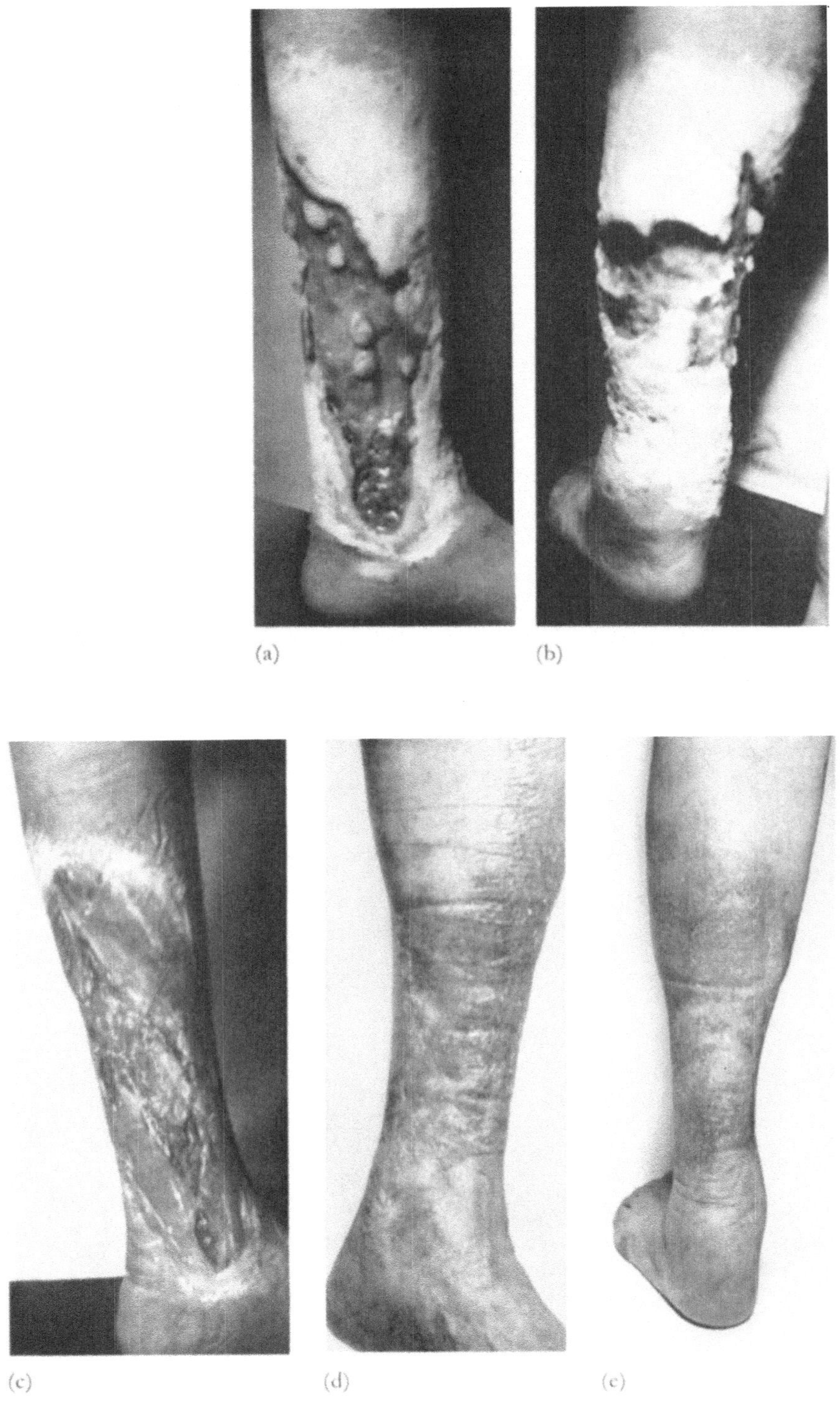

Abb. 60a—e s. Legende auf gegenüberliegender Seite

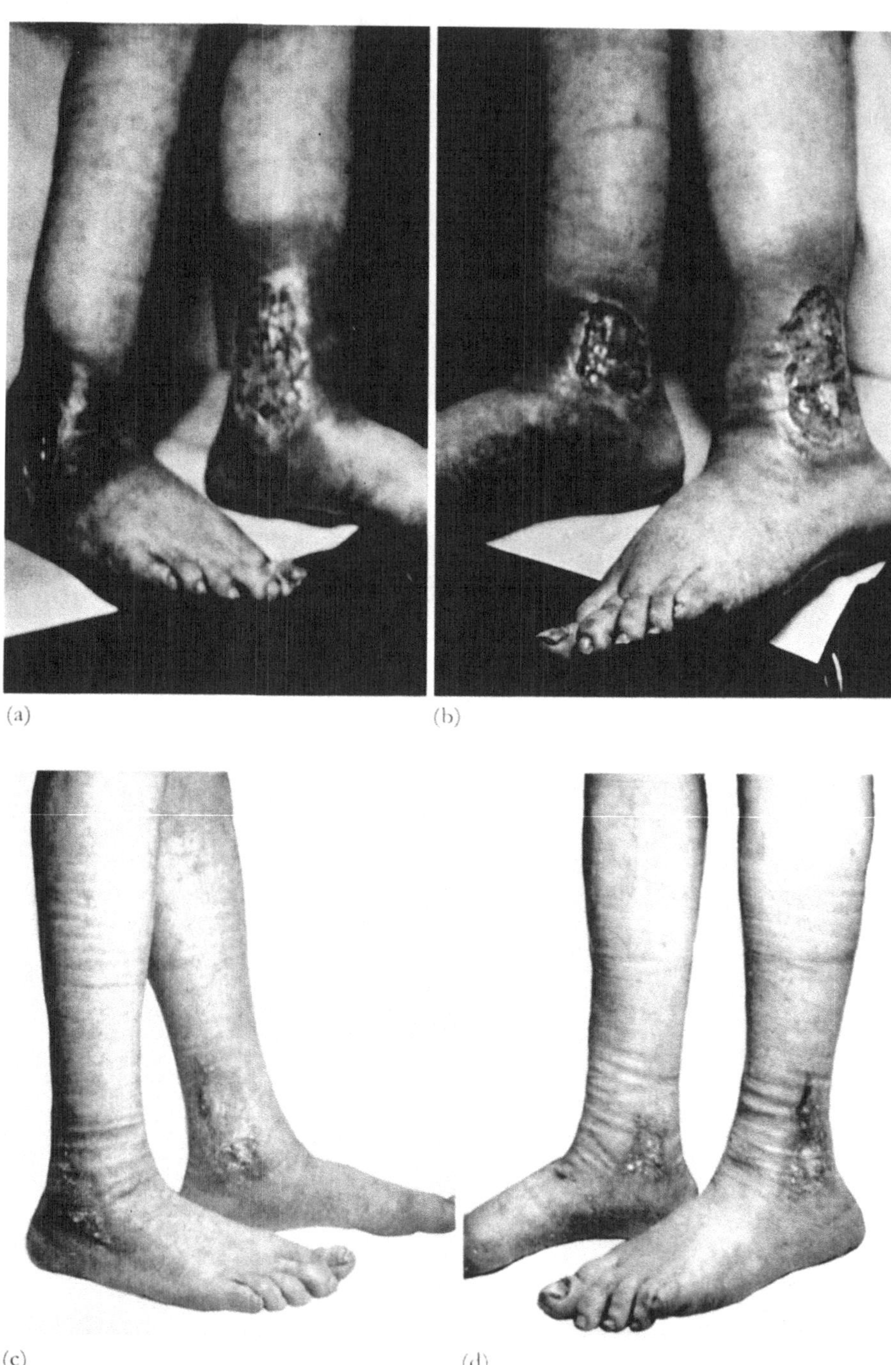

(a)  (b)

(c)  (d)

Abb. 61. (a u. b) 78jährige Patientin. Ulzerationen an beiden Beinen, am äußeren und inneren Knöchel. Starke Ödeme beidseitig. Herzinsuffizienz. Keine Thrombose in der Anamnese. Keine Varizen. (c u. d) Geheilt nach 7 Monaten. Vollkommene Ödemfreiheit unter Kompressionsverbänden, bei Fortsetzung der täglichen Arbeit ohne Bettruhe. Keine Diuretika, da ein Kompressionsverband wesentlich besser wirkt als Diuretika

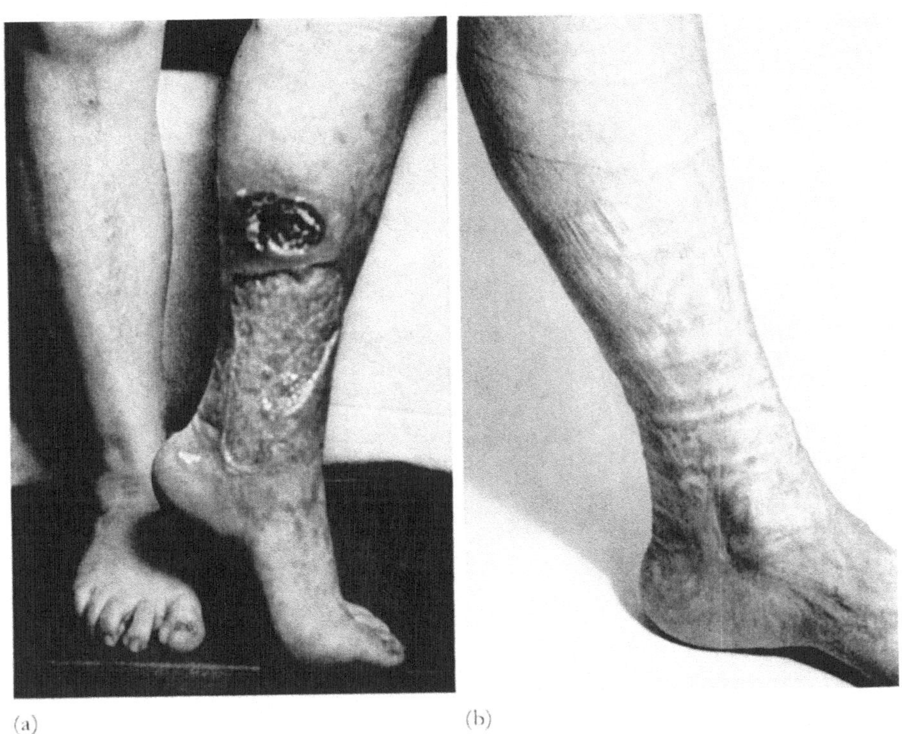

(a)  (b)

Abb. 62. (a) 52jährige Patientin mit großen Beinulzerationen nach schwerer tiefer Thrombose und Embolie vor 13 Jahren. Geheilt 3½ Monate nach Behandlungsbeginn mit Schaum-gummi-Kompressionsverband. Das obere Ulcus schloß sich mit dem Kompressionsverband allein für das untere wurde eine Hauttransplantation vorgenommen. Die Ödeme sind unter Kompressionsverband verschwunden. (b) Dieselbe Patientin 13 Jahre nach der Behandlung geheilt geblieben. Leichte Flecke von „atrophie blanche" (Rückbildung der Haut mit Entfärbung) sichtbar

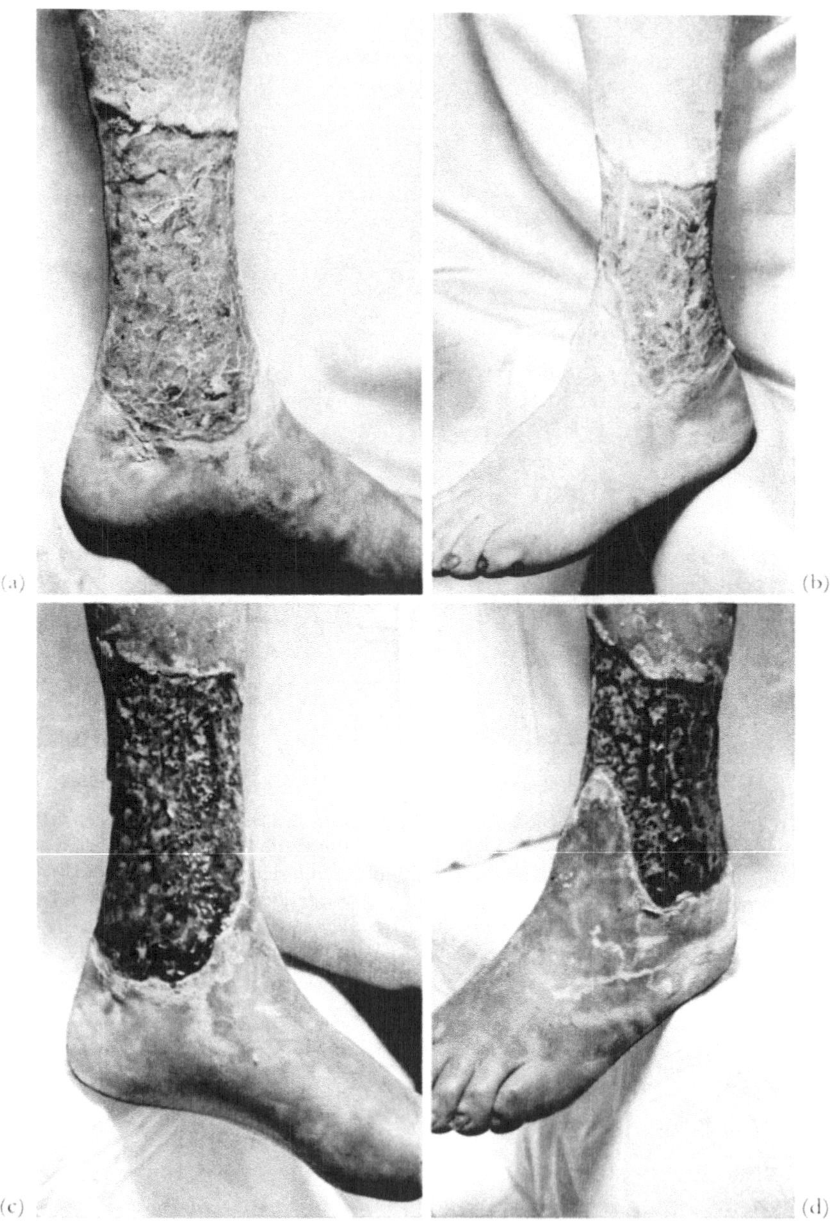

Abb. 63. (a u. b) 72jährige Frau. Status nach überstandener tiefer Thrombose nach Unterschenkelfraktur mit schwerer Arthrose des Fuß- und Kniegelenkes und Knochenatrophie des Unterschenkels, weil die Patientin schon lange nicht mehr auf das Bein stehen kann. Großes Ulcus, um den ganzen Unterschenkel reichend, stark belegt, schmerzhaft, seit vielen Jahren bestehend. (c u. d) Zustand 2 Wochen nach Kompressionstherapie und Verbänden mit gewöhnlichem Brunnenwasser, ohne Desinfektionsmittel. Unter der Kompression beginnt sich das Ulcus zu reinigen

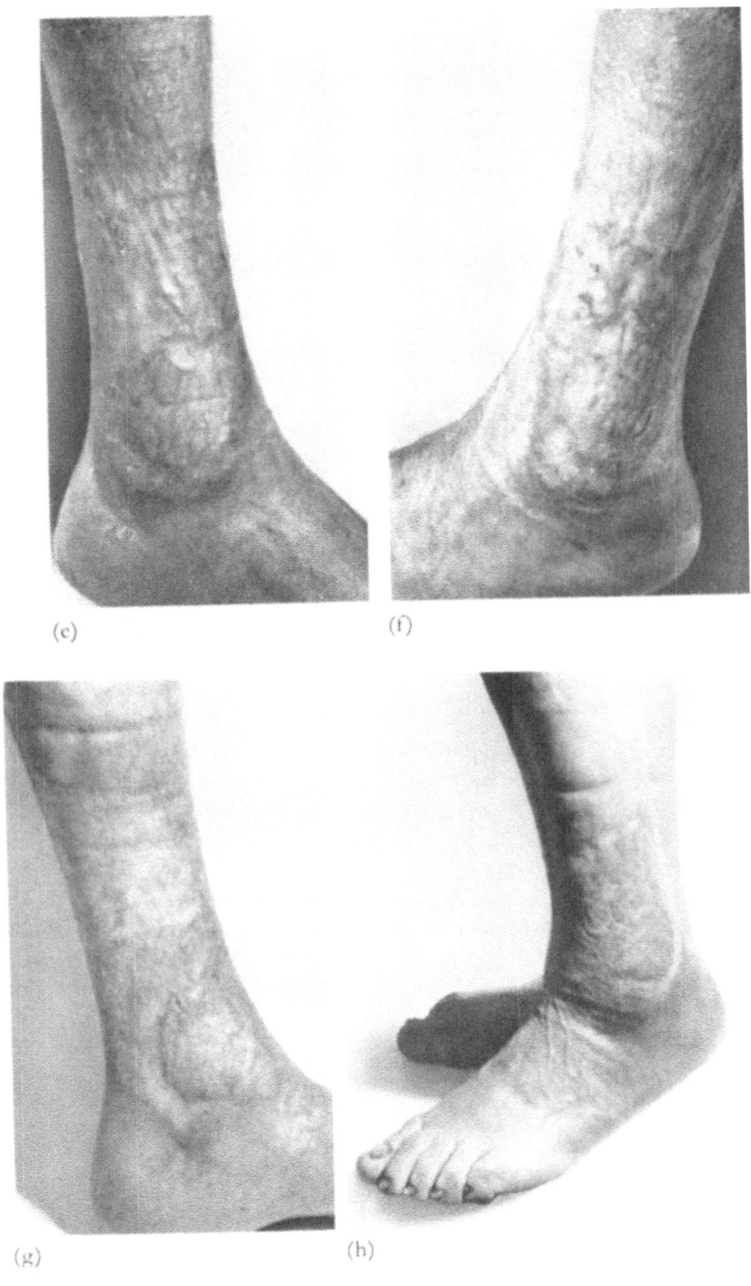

Abb. 63. (e u. f) Zustand 7 Wochen nach Transplantation mit dem Brownschen Elektro-dermatom. Entnahme des Hauttransplantates vom Oberschenkel. Zur Operation ist, im Gegensatz zu den nur mit Kompressionstherapie heilenden Ulzerationen, eine Bettruhe von 1—2 Wochen nötig, weil große Transplantate ohne Bettruhe schlecht anheilen. (g u. h) Aufnahme nach $2^{1}/_{2}$ Jahren. Geheilt geblieben

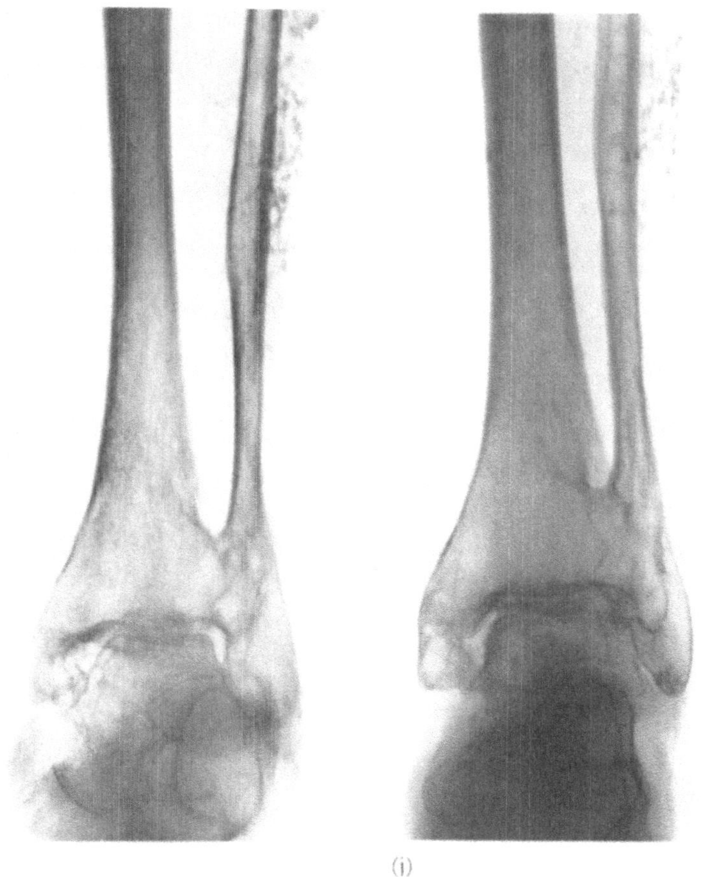



Abb. 63. (i) Die Röntgenaufnahme zeigt die starke Entkalkung und schwere Arthrosis im Fußgelenk. Nebenbefund: Zwischen Fußgelenk und Wadengegend massenweise Kalkkonkremente (Verknöcherungen im Unterhautzellgewebe). (j) Nach 10 Monaten hat sich auch die starke Entkalkung zurückgebildet

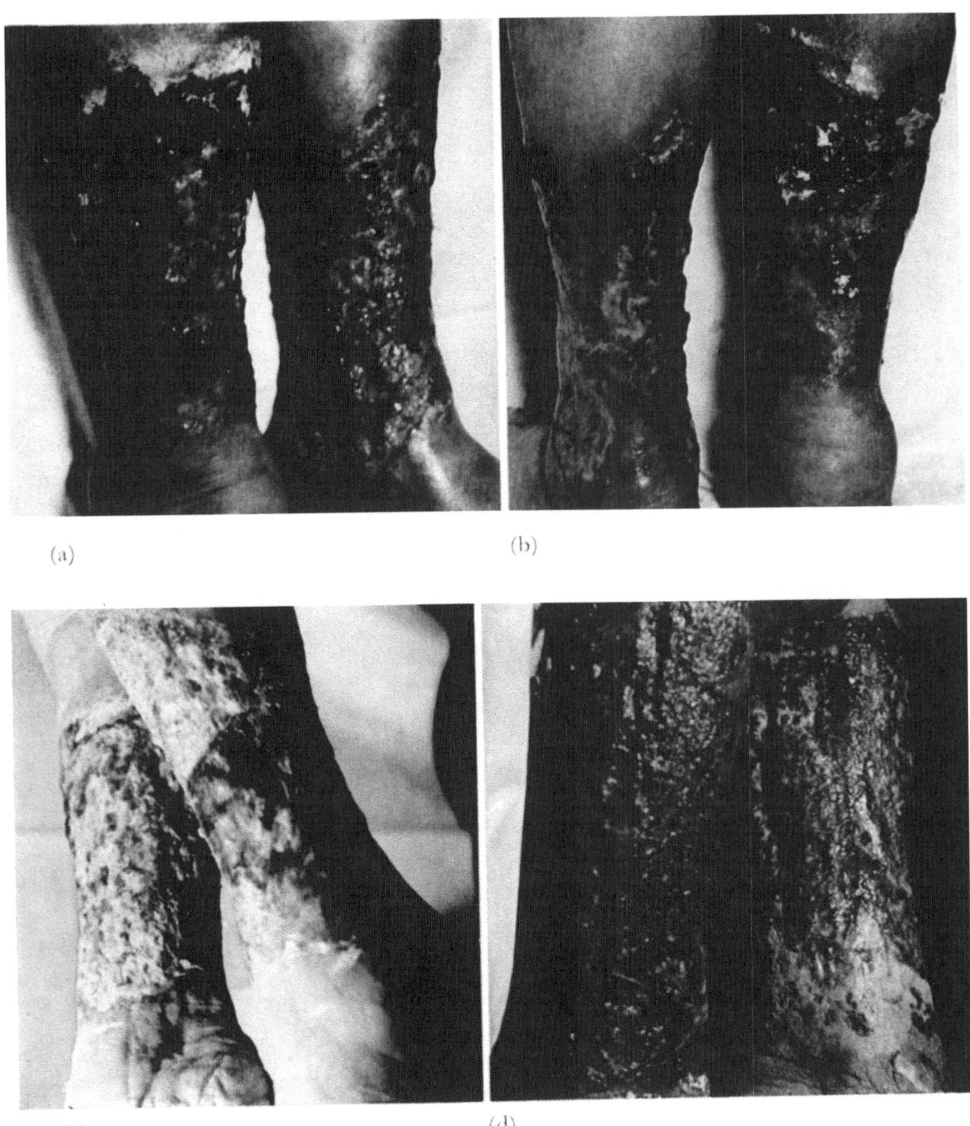

Abb. 64. (a u. b) Infizierte Beingeschwüre nach tiefer Venenentzündung, bei beidseitiger Coxarthrose (Hüftgelenkentzündung). Während der ersten Tage hohe Temperaturen. Beträchtliche Beinödeme. (c) Drei Tage später beginnt unter feuchten Verbänden der Belag sich zu lösen und die Geschwüre beginnen sich zu reinigen. Abschwellung unter dem Verband. (d) Zustand 1 Monat später, vor der Transplantation

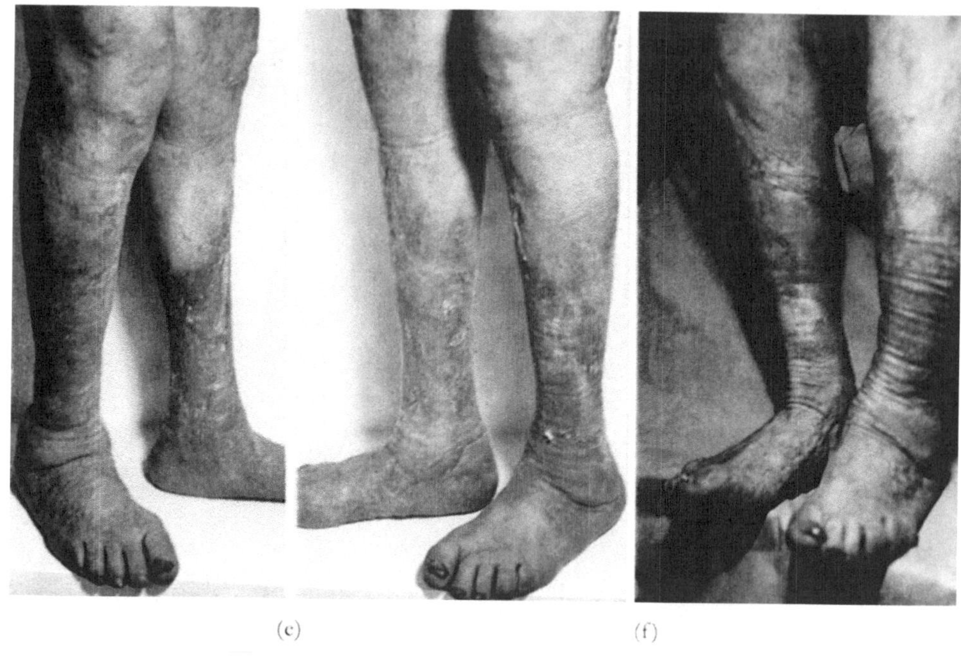

Abb. 64. (e) Zustand 8 Monate nach der Transplantation. (f) Zustand 7 Jahre später. Die Ulzerationen sind unter ständigen Kompressionsverbänden geheilt geblieben

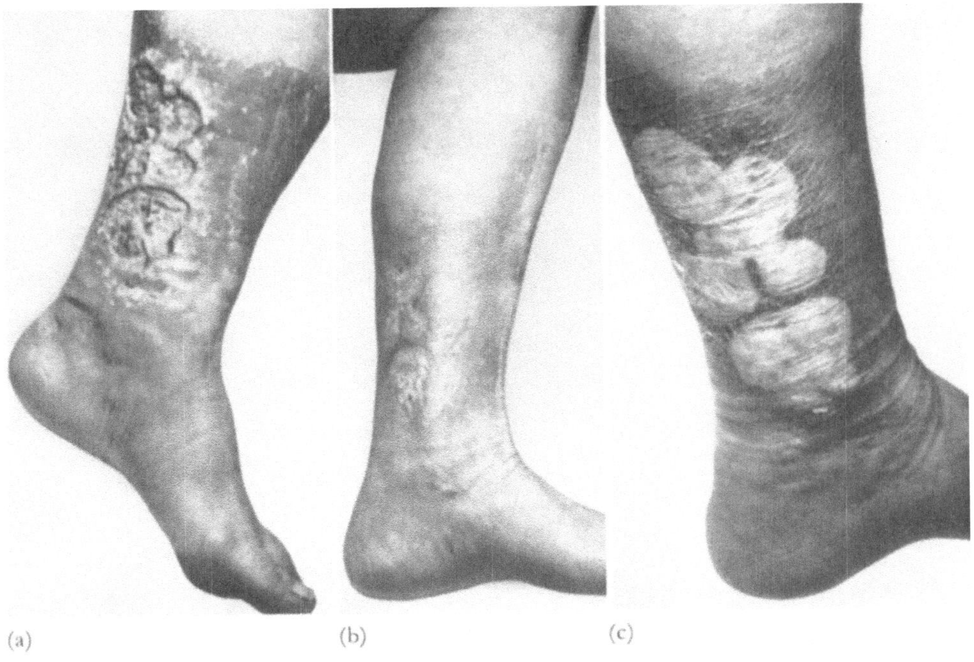



Abb. 65. (a) Großes Ulcus cruris nach überstandener tiefer Thrombose, nach Unterschenkelfraktur vor 8 Jahren. Seit 3 Jahren offen. (b) Zustand 10 Wochen nach Kompressionstherapie. Ulcus geheilt. (c) 6 Jahre später hat sich die Haut über der Narbe depigmentiert. Es ist eine „Atrophie blanche" entstanden. Die Narbe ist trotzdem kräftig

## Atrophie blanche

Unter „Atrophie blanche" oder weißer Atrophie versteht man eine Hautveränderung, die meistens in der Gegend des inneren Knöchels auftritt und durch Varizen oder durch ein früher überstandenes Ulcus cruris bedingt ist. 9% aller Beinulzerationen entstehen an Stellen, wo eine weiße Atrophie vorhanden war. Diese Ulzerationen heilen aber ebenso wie andere venöse Ulzerationen unter einer guten Kompressionsbehandlung ambulant zu.

Meist verschwinden Flecken von Atrophie blanche nicht mehr (s. Abb. 65a—c u. 66a—c). In anderen Fällen aber, hauptsächlich wenn sie mit einer starken Varikosis zusammenhängen, können sie bei Ausheilung der Varizen zurückgehen (s. Abb. 50a—d).

Im übrigen werden Beingeschwüre, die an Stellen von Atrophie blanche entstehen, genau gleich behandelt wie andere Ulcera cruris.

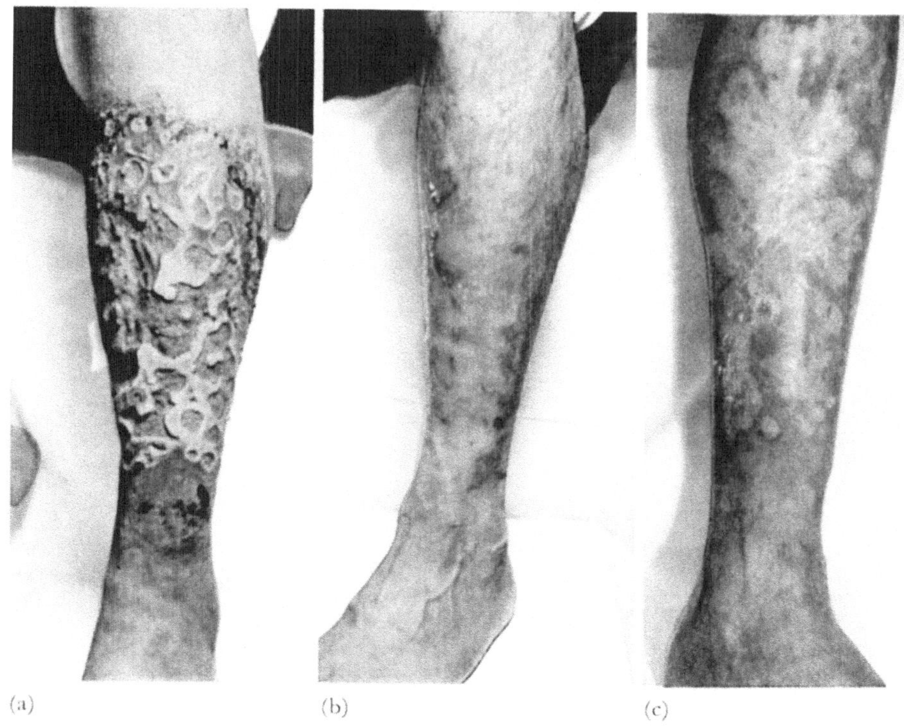



Abb. 66. (a) 52jähriger Mann. Großes Ulcus cruris, den ganzen Unterschenkel umfassend, bei leichter Varikosis. In der Krankengeschichte keine Thrombose. Infolge Karbolsalbenabusus (in der Schweiz als Valy-Balsam oder St. Jakobs-Balsam im Handel) ist das Ulcus immer größer geworden. (b) 4 Monate später. Geheilt unter feuchten Verbänden mit Brunnenwasser, dann mit weicher Zinkpaste. Schaumgummikompression, Weglassen der Karbolsalben. (c) Die Narben nach Ulcusheilung blassen nach mehreren Jahren gewöhnlich ab und weisen einen Pigmentmangel auf („Atrophie blanche"), wie dies bei diesem 52jährigen Mann nach Heilung eingetreten ist. Bei Auftreten solcher Atrophie blanche-Flecken ist ein guter Kompressionsverband oder ein sehr straffer Gummistrumpf (z. B. Sigvaris 505) zu tragen, um Rezidive zu vermeiden

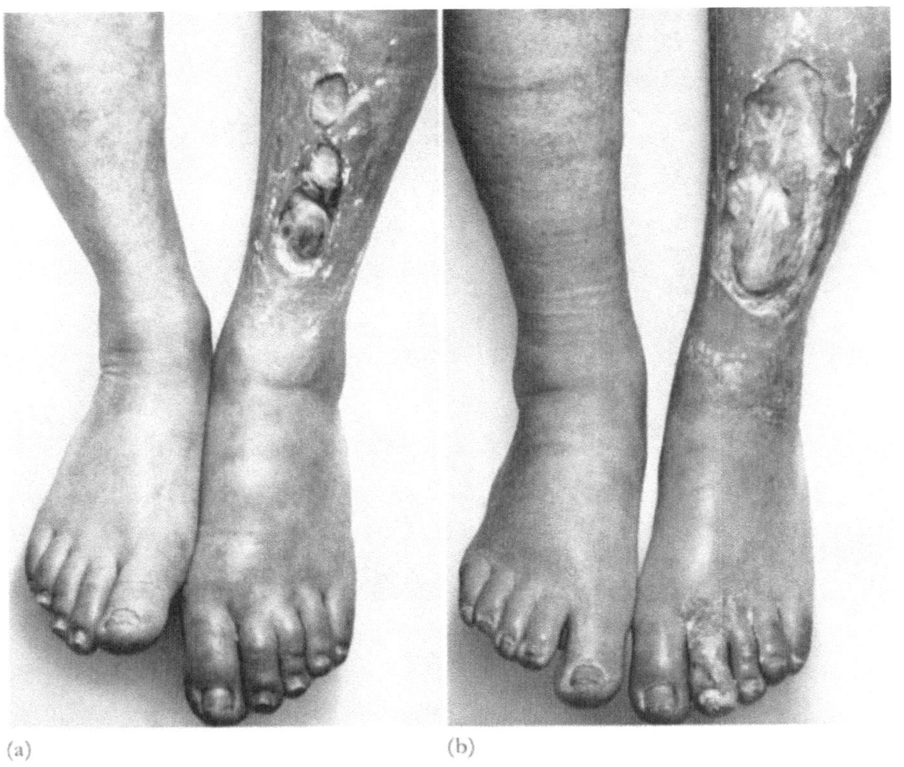

Abb. 67. (a) 52jähriger Patient. Beinulzerationen bei schwerer arterieller Erkrankung (Buerger). Schwerer Nikotinabusus (30—40 Zigaretten täglich). Beachte die Blauverfärbung (in der schwarz/weiß Aufnahme als Dunkelverfärbung der Zehen und des Vorfußes erscheinend) des Fußes und der Zehen. Schwere Angina pectoris-Anfälle. Die Oszillometerwerte bereits oberhalb der Knie = 0. Trotz intensiver Behandlung (Antikoagulantien) ist der Zustand nach 2 Wochen schlechter, die Ulzerationen größer, die Zehen beginnen sich zu öffnen. (b) 14 Tage später weitere Vergrößerung der Ulzerationen. Ulzera der II. und III. Zehe links. Nach weiteren 2 Wochen Tod durch Herzinfarkt

## 9. Beingeschwüre aus nichtvenöser Ursache

Neben den 90% venöser Beingeschwüre, spielen die *arteriellen Ulzera* mit 5% die wichtigste Rolle. Kommen diese Erkrankungen bei jüngeren Patienten (unter 55 Jahren) vor, so ist oft ein Nikotinabusus (übermäßiges Rauchen) schuld an der Erkrankung. Die eigentliche Ursache des Leidens ist eine Verengung der Arterien, die *Buergersche Erkrankung*, die besonders bei starken Rauchern schon im Alter von 30—50 Jahren beginnen kann. Gibt ein solcher Patient das Rauchen nicht auf, muß er die Amputation eines oder beider Beine gewärtigen, während die Erkrankung bei *völliger Nikotinenthaltung* meistens zum Stillstand kommt und die arterielle Zirkulation sich durch Anastomosenbildung bessern kann.

Andere arterielle Beingeschwüre entstehen auf Grund einer *Arteriosklerose*. Solche Arterienerkrankungen treten aber, im Gegensatz zur Buergerschen Erkrankung, meist erst in einem Alter von über 60 Jahren auf.

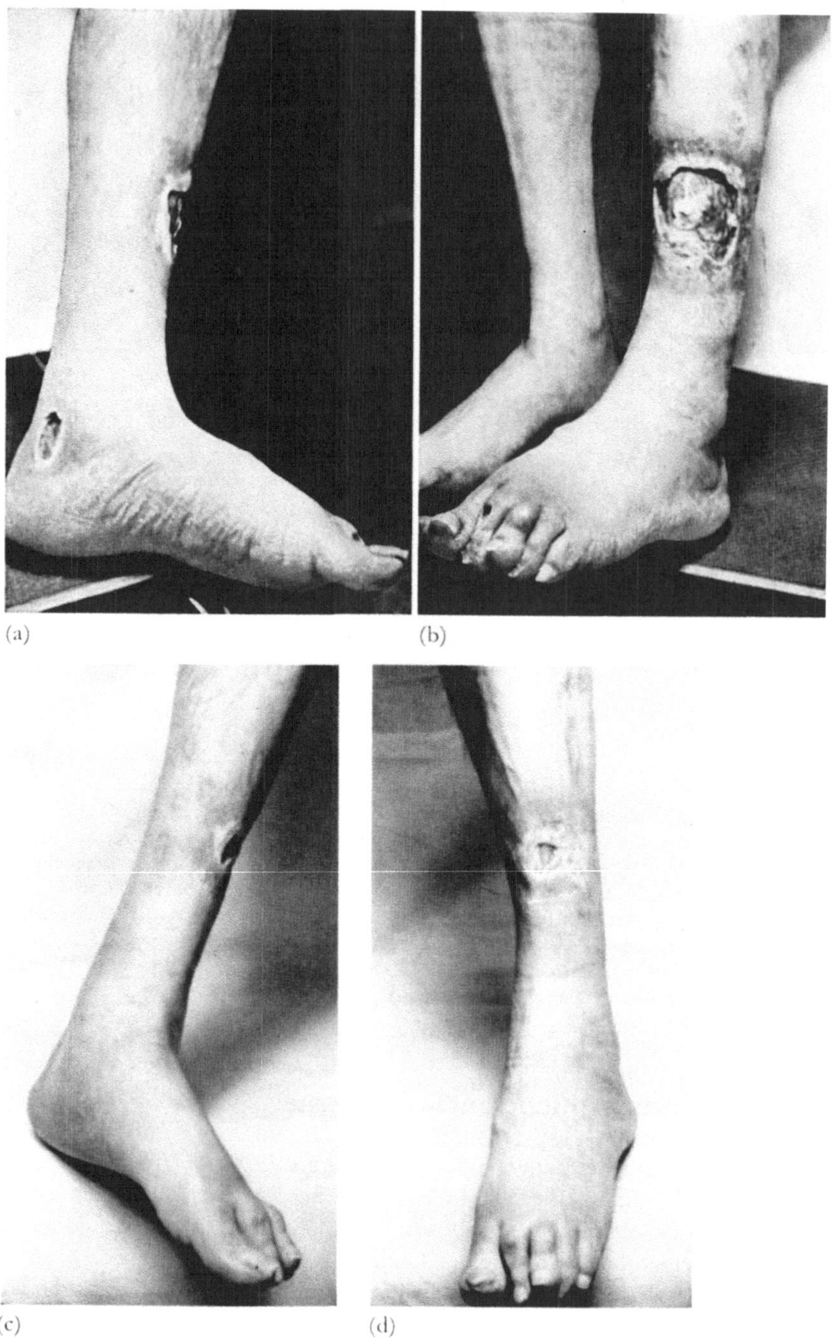


Abb. 68. (a u. b) Arteriosklerotische Ulzera über der Tibia, am inneren Knöchel und an der 2. Zehe. Oszillometerwerte unterhalb des Kniegelenkes 0. (c u. d) Alle Ulzera unter dem Kompressionsverband zugeheilt, bis auf ein kleines Ulcus über der Tibia. Beachte die Abschwellung nach der Kompressionsbehandlung. — In diesem Zustand hat der Patient leider wieder angefangen zu rauchen. Ein Jahr später mußte das Bein doch abgenommen werden

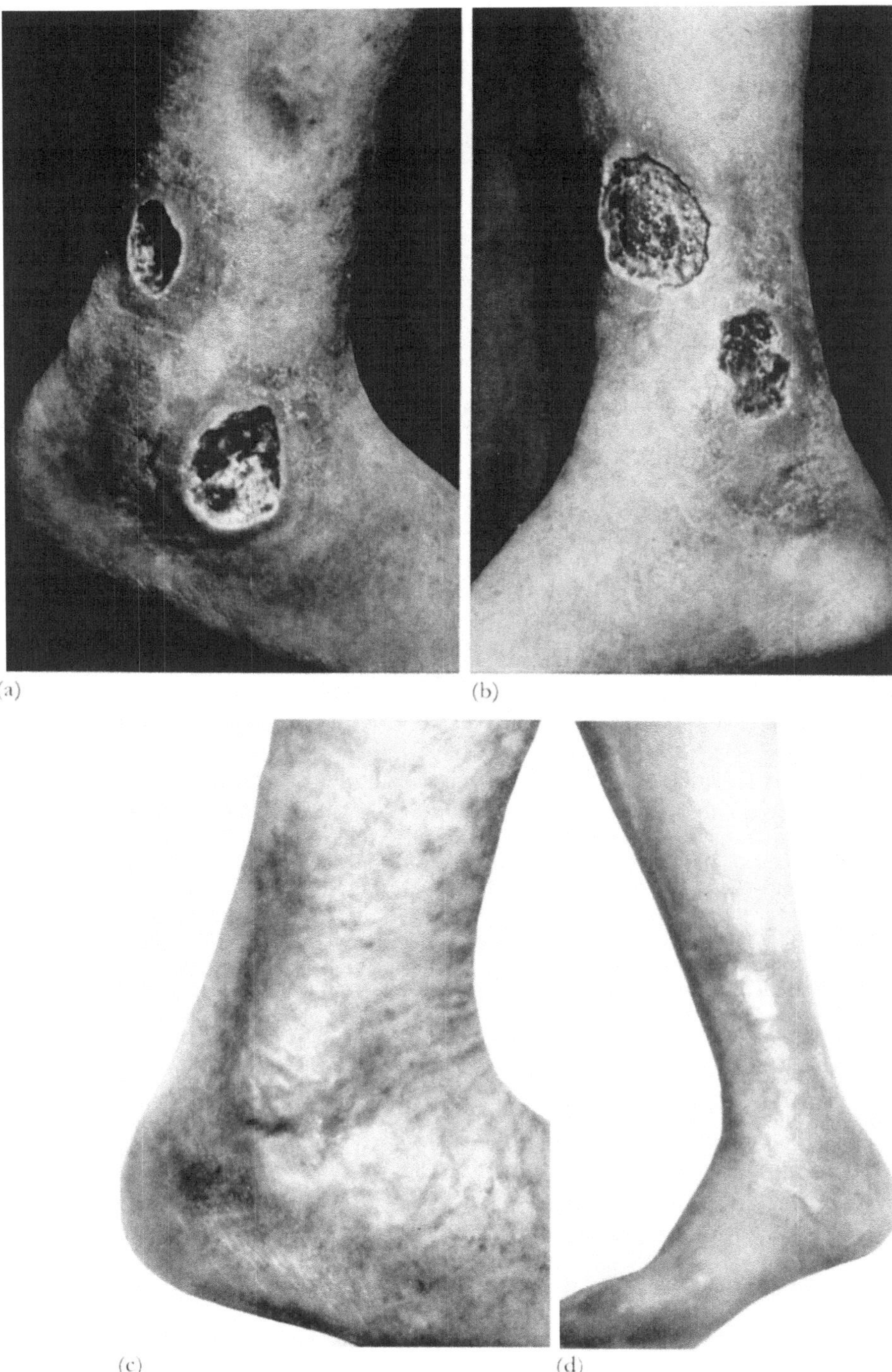

Abb. 69. (a u. b) 65jähriger Patient. Große Ulzera auf arterieller Grundlage bei Arteriosklerose. Keine Varizen. Keine überstandene Thrombose, also keine venöse Grundlage für die Entstehung der Ulzera. Zehen weiß glänzend, aber noch keine Zehengangrän. Gehstrecke in der Ebene 50 m. Auch die arteriellen Ulzerationen weisen, wir hier, Ödeme auf. Wenn diese mit einem Kompressionsverband beseitigt werden, heilen auch viele arterielle Ulzerationen. (c u. d) s. Legende auf der nächsten Seite

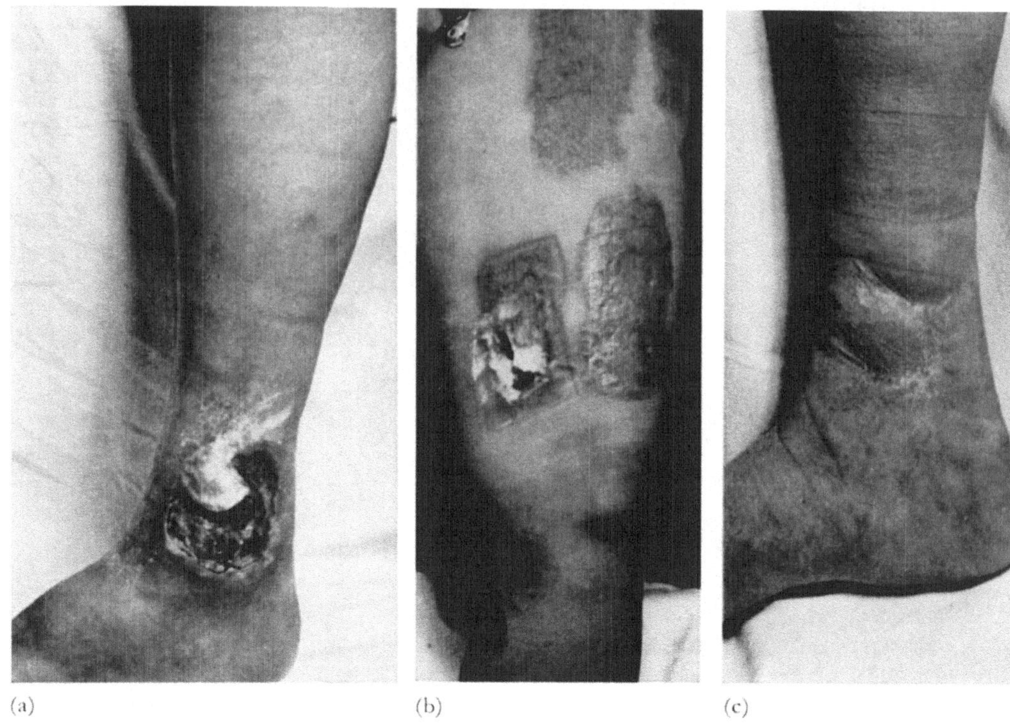

(a)  (b)  (c)

Abb. 70. (a) 31jährige Patientin. Nach einem Unfall war am inneren Knöchel ein kleines Ulcus entstanden, das wegen einer ein Jahr früher überstandenen Thrombose schlecht heilte. Daher wurde eine periarterielle Sympathektomie um die Arteria femoralis durchgeführt. Verletzung der Arterie bei der Operation, so daß jetzt die Oszillometerwerte nur 20 betragen, gegenüber 80 auf der gesunden Seite. Aus einem kleinen venösen Ulcus ist ein großes, schlecht heilendes arterielles geworden, das trotz mehrerer Transplantationsversuche andernorts immer größer und infolge der Ödeme auch tiefer wurde. (b) Entnahmestelle von 4 Thierschtransplantationen, die wegen der Beinödeme nicht anheilen konnten. Auch am Oberschenkel heilen Ulzerationen unter Kompression besser, weil auch hier bei Status nach tiefer Thrombose immer Ödeme bestehen. Es muß daher auch am Oberschenkel immer komprimiert werden. (c) Geheilt 6 Monate nach Beginn unserer Behandlung mit Kompressionsverbänden. Trotz der verminderten arteriellen Zirkulation werden diese gut ertragen, wenn langsam damit angefangen und der Druck ständig gesteigert wird. Auch nach Heilung muß immer eine Kompression getragen werden, weil das Bein ohne Druckverband infolge der überstandenen tiefen Thrombose aufschwillt. Jetzt genügt ein Kompressionsstrumpf, mit einer Kompression in der Knöchelgegend von 140 mm Hg

---

◁ Abb. 69. (c u. d) Geheilt nach $3^1/_2$ Monaten. Vergleiche die vollkommene Ödemfreiheit durch den Kompressionsverband gegenüber der Anfangsaufnahme. Medikamentös bekam der Patient Lugolsche Lösung peroral und Stilböstrol 5 mg täglich. Vollkommenes *Nikotinverbot*. Der Patient ist 5 Jahre nach Beginn der Behandlung, geheilt geblieben. Die schweren nächtlichen Beinbeschwerden infolge der arteriellen Insuffizienz sind verschwunden. Beliebig langes, auch rascheres Gehen in der Ebene ist jetzt möglich. Stillstehen nur bei steilerem Bergaufwärtsgehen

Schwere arterielle Zirkulationsstörungen können durch *arterielle Embolie* entstehen. Der Embolus stammt dabei meist aus dem Herzen, wo sich infolge einer Herzklappenentzündung Gerinnsel gebildet haben, die mit dem arteriellen Blutstrom abgeschwemmt werden und irgendwo an der Peripherie eine Arterie verstopfen können. Diese Erkrankung tritt plötzlich auf, indem sofort nach Verstopfung des arteriellen Gefäßes starke Schmerzen auftreten und das betroffene Glied blutleer und farblos wird. Dabei ist die betreffende Gefäßwand meist lokal nicht erkrankt, im Gegensatz zur Arteriosklerose oder der Buergerschen Erkrankung.

Daher ist oft bei dieser Erkrankung eine sofortige, sehr wirksame Hilfe möglich, indem mittels Operation der Embolus aus dem Gefäß entfernt und das Gefäß so wieder frei gemacht wird. Es kann auch durch Infusion fibrinolytischer Medikamente der Embolus aufgelöst werden, womit das verstopfte Gefäß ebenfalls wieder vollkommen durchgängig wird. Eine sofortige Spitaleinweisung ist bei dieser Erkrankung dringend nötig.

Arterielle Ulzerationen sind meist an den äußersten Körperteilen lokalisiert, z. B. an den Zehen oder an der Ferse. Wenn eine Verletzung stattgefunden hat, z. B. über der Schienbeinkante, können sie auch an solchen Stellen auftreten, weil meist die arterielle Zirkulation nicht erst in den äußersten Körperabschnitten schlecht ist, sondern die Arterien des ganzen Beines bereits vom Oberschenkel an oder sogar schon die Bauchaorta eine Verengung aufweisen können.

Leute mit solchen arteriellen Leiden weisen meist schon vor der Geschwürsentstehung andere Symptome ihrer Erkrankung auf, in erster Linie das sog. „intermittierende Hinken". Dieses Symptom entsteht dadurch, daß die Arterien so stark verengt sind, daß sie wohl *in der Ruhe* noch genügend Blut nach der Peripherie durchlassen können; bei Anstrengung genügt aber die durch das verengte Arterienrohr maximal noch in die Peripherie zu bringende Blutmenge nicht, um die *arbeitenden* Muskeln genügend zu versorgen. Der Patient bekommt daher bereits nach 10 bis 50 bis 100 rascheren Schritten infolge des Blutmangels in der Beinmuskulatur Muskelkrämpfe, so daß er genötigt ist, einige Sekunden stille zu stehen, bis die ruhenden Muskeln wieder genügend mit Blut versorgt sind. Dann kann er wieder einige Schritte weitergehen. Es entsteht so das Symptom des „Schaufensterschauens".

Die *Heilungsaussichten* sind bei solchen arteriellen Erkrankungen geringer als bei venösen und die Behandlung ist schwieriger. Wenn bei Buergerscher Erkrankung der Nikotinabusus aufgegeben wird, dann steht die Krankheit regelmäßig still, kann sich vielleicht sogar wieder etwas bessern durch Eröffnung von Kollateralen, wenn nicht, wird meistens eine Amputation nötig werden.

In den letzten Jahren gelingt es der *Chirurgie*, solche erkrankte Gefäßgebiete wieder durchgängig zu machen oder durch Kunststoffprothesen zu ersetzen. Das ist dann besonders gut möglich, wenn die Erkrankung auf eine relativ kurze Gefäßstrecke und ein größeres Gefäß lokalisiert geblieben ist, so daß dieses Gefäßstück operiert werden kann. Röntgenaufnahmen der Arterien nach Injektion eines Röntgenkontrastmittels in den erkrankten Gefäßabschnitt geben dem Arzt bei solchen Erkrankungen die Möglichkeit, sich über das Ausmaß und die Lokalisation der Erkrankung ein Bild zu machen. Damit ist es möglich, sich vor dem Eingriff möglichst genau über die Erfolgsaussichten zu orientieren. Wenn die Arterien in solcher Weise operiert werden können, dann ist ein so guter Erfolg zu erwarten, daß die arterielle Zirkulation wieder ebenso gut ist wie im gesunden Bein und ein infolge dieser Erkrankung entstandenes arterielles Ulcus sich rasch schließen kann.

In vielen Fällen ist aber eine Operation nicht möglich, dann heilen Beingeschwüre auch hier am besten lediglich unter Kompressionsverbänden zu, weil auch
bei dieser Erkrankung die Beine, wenigstens in der Peripherie, immer aufgeschwollen
sind. Diese Schwellung ist allerdings meist nicht so auffallend wie bei venösen Erkrankungen.

Zudem wird man durch Verabreichung gefäßerweiternder Medikamente, die ent-
weder eingenommen, in die Arterie eingespritzt oder langsam während mehrerer
Stunden infundiert (eingeträufelt) werden —, immer wieder versuchen, die arterielle
Zirkulation zu verbessern.

Auch die sog. *Sympathektomie* gibt oft eine deutliche Besserung des arteriellen
Blutstromes, besonders in der Haut, weniger in der Tiefe. Sie besteht in der Durch-
trennung des sympathischen Nervenfasergeflechtes entweder um die Arterie herum
in der Leistengegend oder der sympathischen Fasern, die vor der Lendenwirbelsäule
verlaufen und einen Einfluß auf die Gefäßverengung im Bein haben. Wichtig ist, daß
auch in diesen Fällen der Nikotinmißbrauch unterlassen wird.

Nach unserer Erfahrung ist die Verabreichung von *Geschlechtshormonen* (Ovo-
cyclin, Stilböstrol, Premarin) erfolgreich; sie kann bei Frauen als Nebenwirkung
Blutungen verursachen, auch noch bei Frauen von 60—80 Jahren, allerdings ohne
daß deswegen je gefährlichere Folgen entstehen, und wird daher oft mit Perandren
kombiniert. Immerhin soll eine solche Behandlung immer nur unter Kontrolle des
Arztes durchgeführt werden. Außerdem wird heute eine während Jahren durchgeführte *Antikoagulantientherapie* vielfach eingesetzt.

Eine besondere Art eines arteriellen Beingeschwürs stellen die *Ulzerationen bei
Diabetes* (Zuckerkrankheit) dar. Wenn der Diabetes längere Zeit nicht genügend gut
eingestellt ist, d. h. wenn der Blutzucker sehr hoch ist, entsteht eine Kontraktion mit
Durchblutungsdefizit in den peripheren arteriellen Hautgefäßen. Es entstehen dort
arterielle Nekrosen (Hautgeschwüre), die hauptsächlich auf Zehen, Fuß und ausnahmsweise auf periphere Gebiete des Unterschenkels lokalisiert sind. Diese diabetischen Ulzerationen sind aber bei guter Einstellung des Blutzuckers in den meisten
Fällen wieder rückgängig zu machen. Mit einer Normalisierung des erhöhten Blutzuckers verbessert sich auch die periphere arterielle Zirkulation. Aber auch in diesen
Fällen müssen die regelmäßig bestehenden Ödeme durch genügende Kompressionsverbände behoben werden.

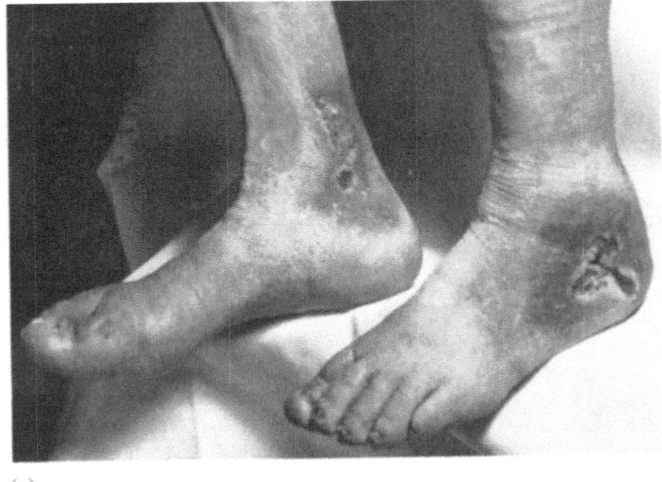



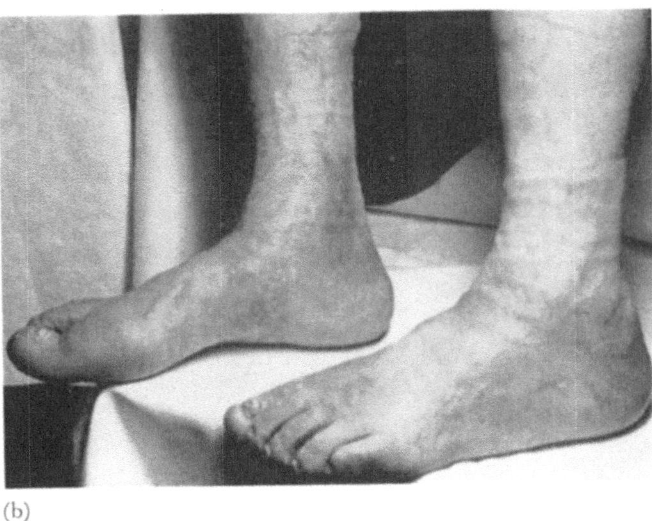



Abb. 71. (a) 61jährige Patientin. Multiple Ulcera cruris in der Knöchelgegend und an den Zehen bei Diabetes. Hypertonie von 210/120. Oszillometerwerte an der Wade und über dem Knöchel beidseitig normal. Dieser Diabetes wurde schon mehrere Jahre mit Diät und Insulin behandelt. (b) Unter Kompressionsverbänden und Fortsetzung der Diabetes-Behandlung sind die Ulzera nach 5 Monaten geschlossen

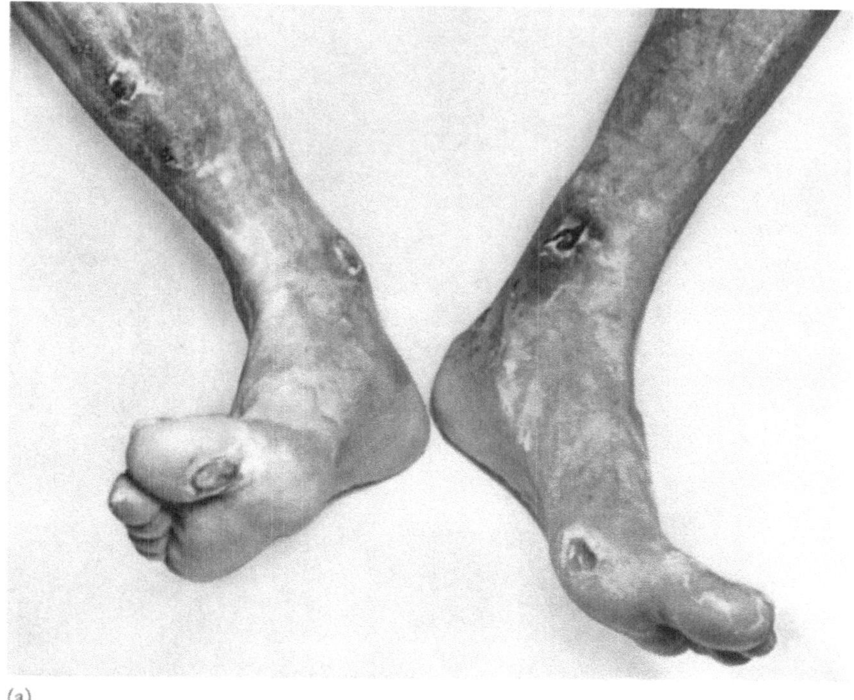

(a)

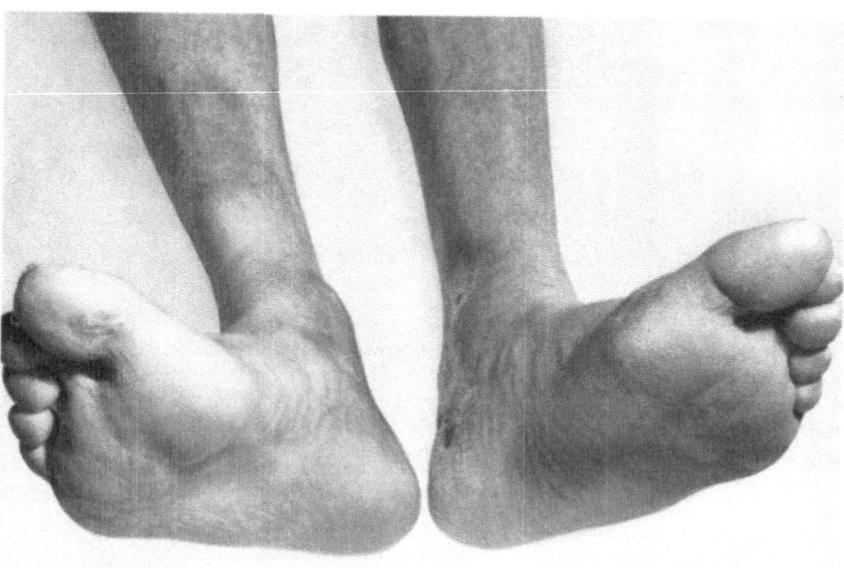

(b)

Abb. 72. (a) Multiple Ulzerationen bei einem 75 Jahre alten, langjährigen Diabetiker. Diese Ulzerationen sind durch den Verschluß kleiner Arterien bedingt, also nicht venöser Natur. (b) Im Gegensatz zu arteriellen Erkrankungen bei Arteriosklerose oder Buergerscher Erkrankung, können sich aber diese Ulzerationen unter einem Kompressionsverband und Einstellung des Zuckers viel besser schließen

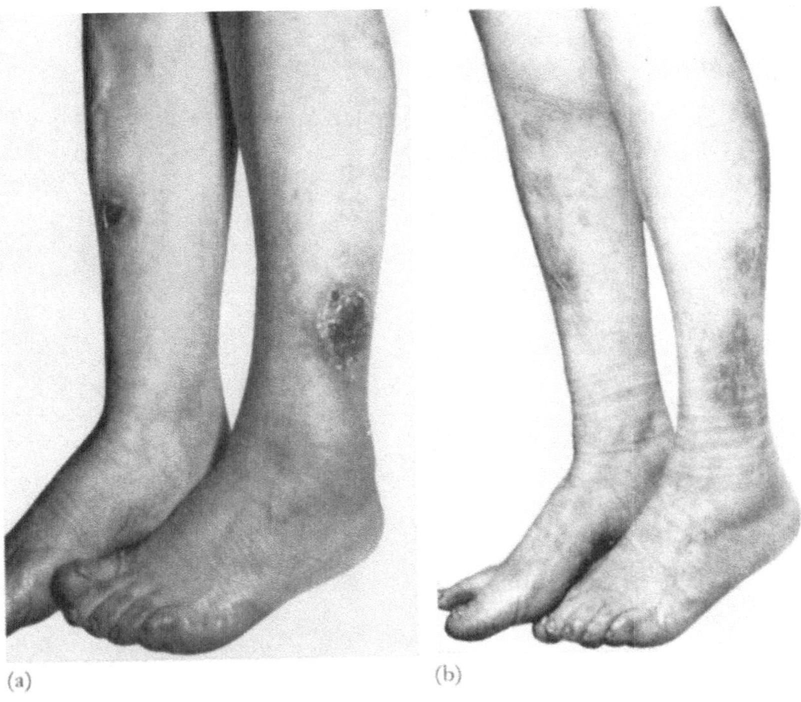

(a)                    (b)

Abb. 73. (a) Hypertonische Ulzera (nach MARTORELL) bei einer 56jährigen Frau. Blutdruck 220/130. Man beachte die Ödeme über dem Knöchel. Auch hypertonische Ulzera gehen immer einher mit Beinödemen und heilen aus, wenn diese Ödeme beseitigt sind. (b) Ulzera geheilt unter Kompressionstherapie nach $3^1/_2$ Monaten. Ödeme gegenüber Abb. 73a wesentlich zurückgegangen. Blutdruck immer noch 220/130

Das *hypertonische Ulcus* ist durch Verengungen der Hautarteriolen bei Patienten mit hohem Blutdruck bedingt. Venöse Zirkulationsstörungen sind meistens nicht vorhanden.

Erst nachdem die auch hier regelmäßig anzutreffenden Ödeme beseitigt sind, kann die Heilung beginnen. Auch diese Ulzerationen heilen also unter einem guten Kompressionsverband. Die Heilungsdauer ist allerdings manchmal etwas länger als bei venösen Ulzerationen. Die Kompression kann am Anfang recht schmerzhaft sein.

Auch *aus anderer als venöser oder arterieller Ursache* können Beingeschwüre entstehen, wie z. B. *nach schwereren Unfällen* mit Knochen- und größeren Hautverletzungen; bei *Herzödemen* (S. 72), *Tuberkulose, Lähmungen, Fußpilz, Krebs* (Carcinom), *Syphilis, Ekthyma* (eitriges Geschwür, eine durch Staphylo- und Streptokokken hervorgerufene Hautkrankheit, die durch einzeln stehende, zu Krusten eingedickte Eiterblasen oder eitrige Ulzerationen gekennzeichnet ist und am häufigsten am Unterschenkel auftritt). Alle diese Erkrankungen sind aber selten. Sie können nur vom Arzt festgestellt werden. Es ist daher wichtig, ein Beingeschwür nicht auf eigene Faust, nach den Ratschlägen wohlmeinender Bekannter, zu „behandeln", sondern den Arzt zu konsultieren. Nur er kann bestimmen, welche Behandlung im Einzelfall am Platz ist.

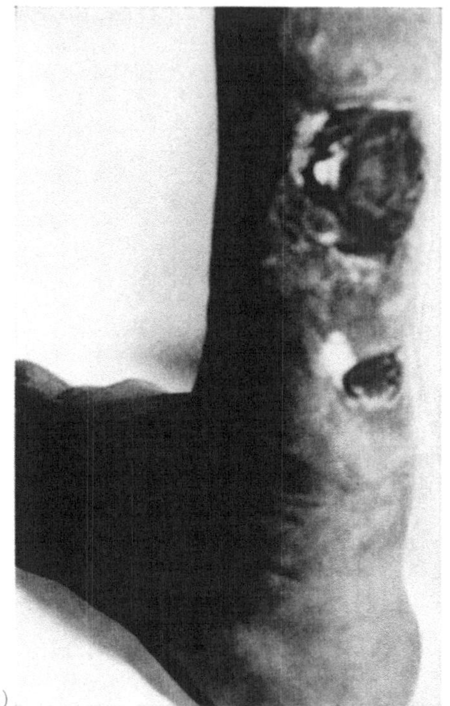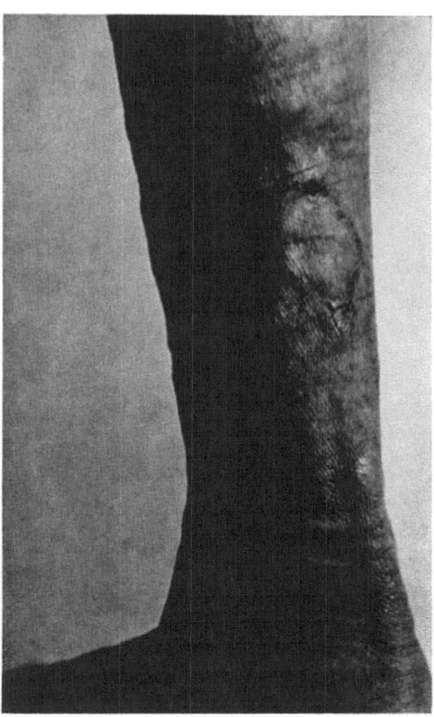

(a)                                                                                        (b)

Abb. 74. (a) Hypertonisches Ulcus unterhalb der linken Wade bei einer 53jährigen Frau. Blutdruck 270/140. (b) Zustand $2^{1}/_{2}$ Monate nach ambulanter Transplantation mit dem Brownschen Elektrodermatom. Blutdruck zuletzt 220/140

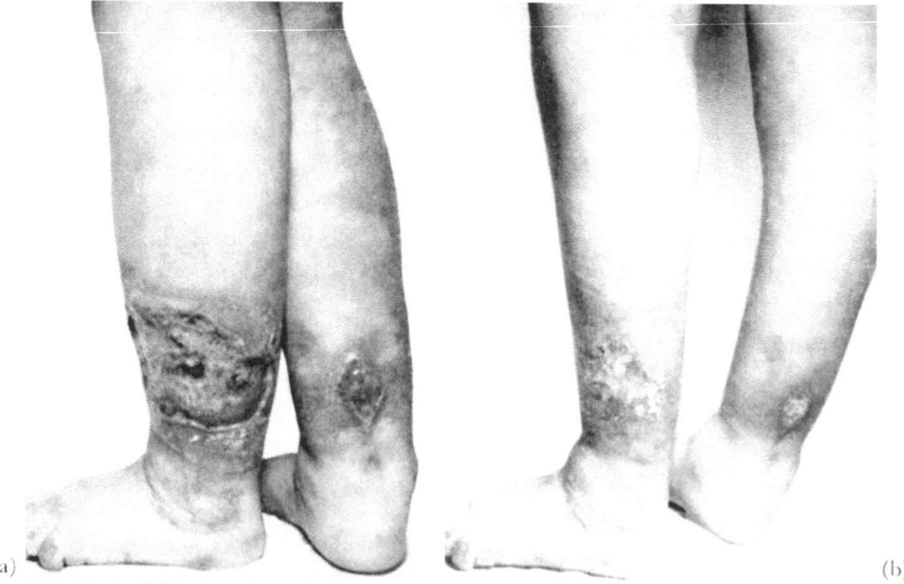

(a)                                                                                        (b)

Abb. 75. (a) 22jährige Patientin mit großen Ulzerationen beidseitig als Folge einer teilweisen Geburtslähmung. Sehr starke Ödeme, verursacht durch Bewegungsarmut bei sitzender Beschäftigung (infolge der Lähmung). (b) Heilung unter Kompressionstherapie nach $2^{1}/_{2}$ Monaten unter Fortführung der gleichen Arbeit

90

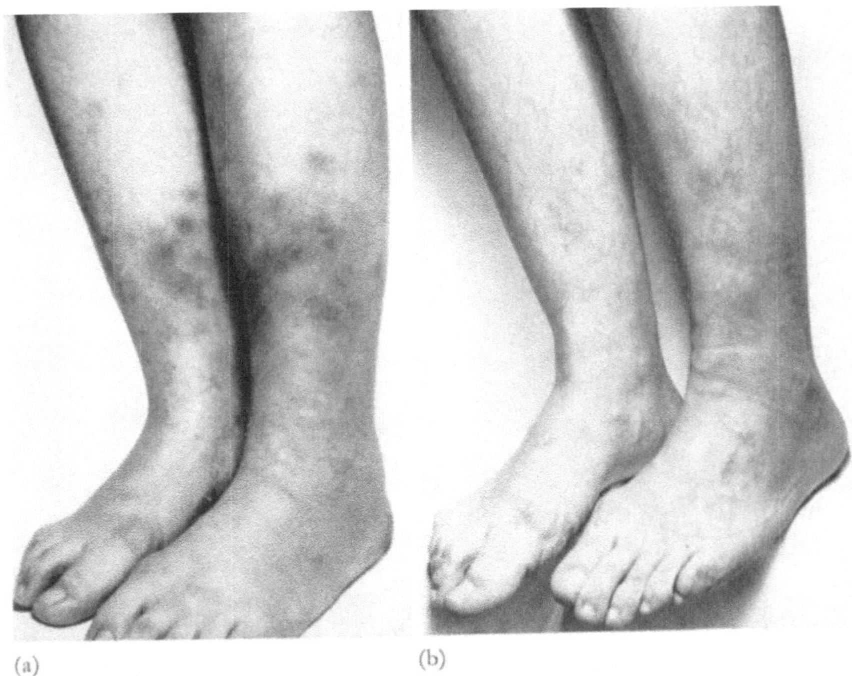

Abb. 76. (a) Erythema nodosum bei 36jähriger Patientin, nach einer Zahninfektion. BSR 33/50. Keine Lungenveränderungen. Beachte die Ödeme beidseits. (b) Geheilt unter Kompressionstherapie und Ausheilung des Zahninfektes. Senkung normal. Ödeme verschwunden

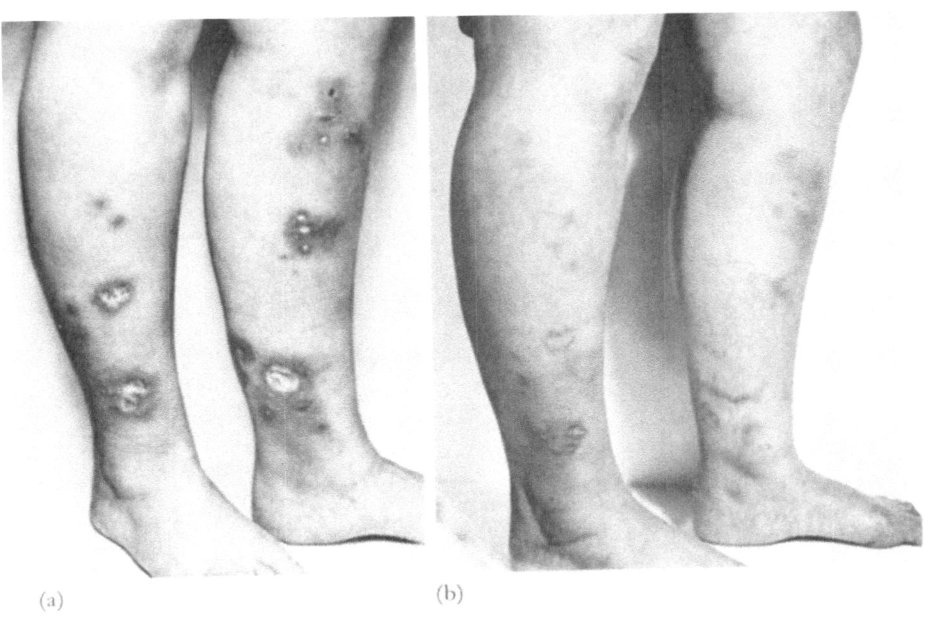

Abb. 77. (a) Erythema induratum Bazin bei 29jähriger Frau. BSR 34/69. Eine Erkrankung, die oft zusammen mit einer Tuberkulose vorkommt. Es war in diesem Fall keine Tuberkulose zu finden. Hier haben sich viele Knoten geöffnet und sind ulzeriert (1954). (b) Nach Durchführung einer kräftigen Kompressionstherapie und Entleerung der Eiter enthaltenden Knoten durch Inzision ist die Patientin nach $^{1}/_{4}$ Jahr geheilt gewesen. Kontrollaufnahme nach 10 Jahren (1964)

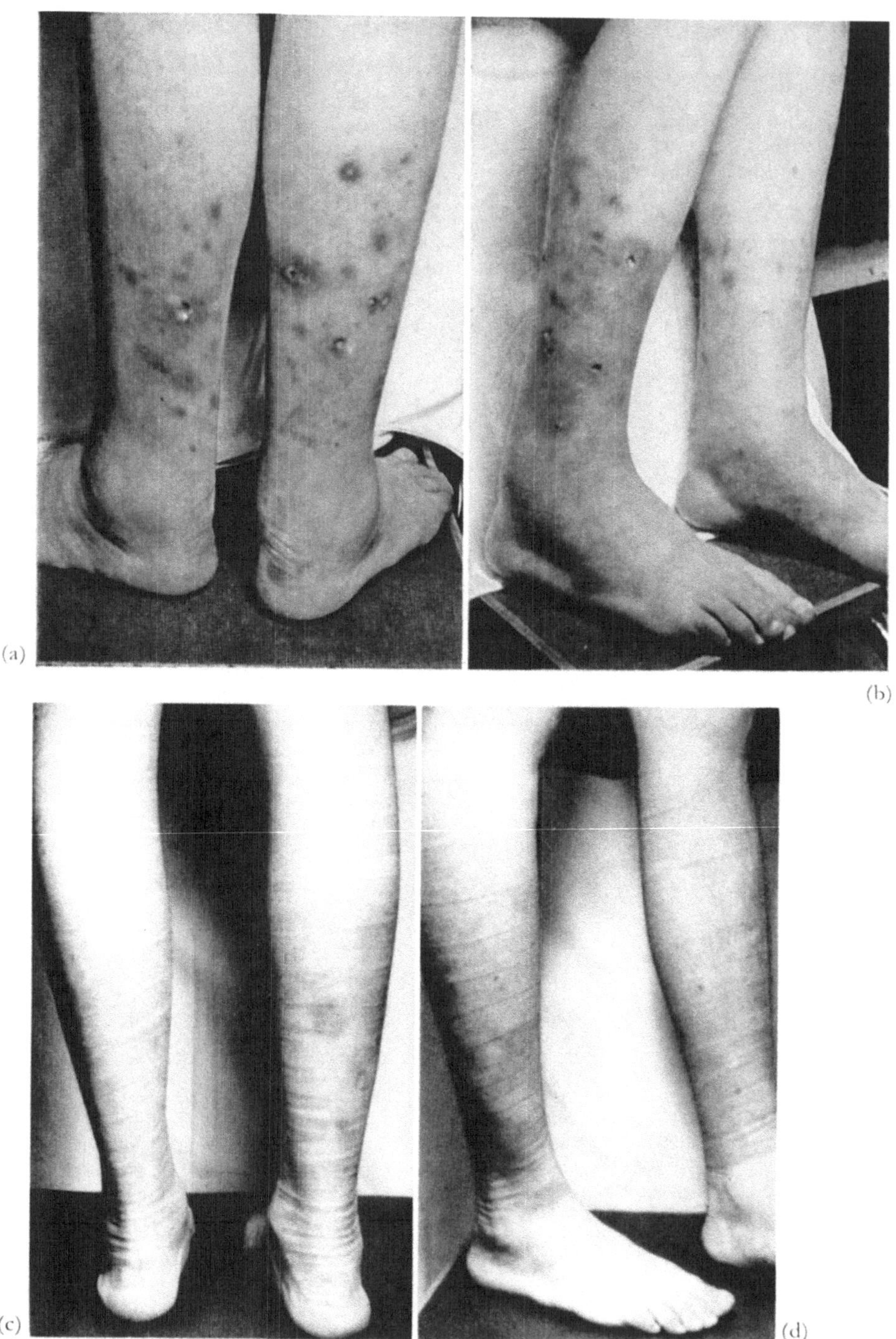

Abb. 78. (a u. b) Ulzerationen und Ödeme bei Ekthyma (eitriges Geschwür, s. S. 89). Die Geschwüre sind wie mit dem Locheisen ausgestanzt. (c u. d) Geheilt nach beidseitigen Kompressionsverbänden, nach 8 Beratungen in 3 Monaten. Ödeme verschwunden. Antibiotika. Siehe Abnahme der Ödeme unter dem Kompressionsverband

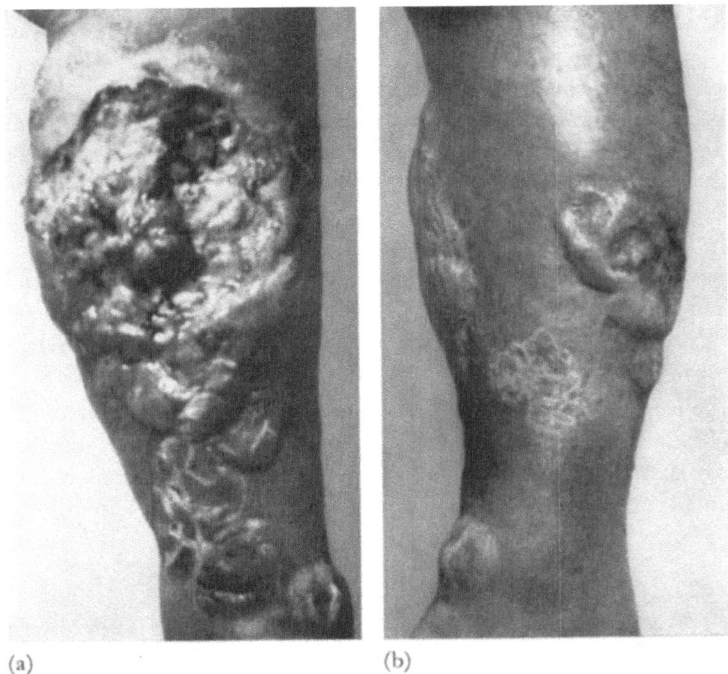

(a)                 (b)

Abb. 79. (a u. b) Großflächiges ulzeriertes Karzinom (Hautkrebs) mit vielen Metastasen (Lymphdrüsen, Leber). (a) Mediale Seite des Unterschenkels. (b) Laterale Seite des Unterschenkels. Patient an Metastasen gestorben. Je nach Malignität des Krebsgeschwürs ist eine Heilung nach Exzision (Herausschneiden) im Gesunden und Röntgenbehandlung möglich; sobald Metastasen vorhanden sind, dagegen kaum denkbar

# 10. Die Thrombose (Venenentzündung)

Eine Thrombose entsteht, wie das schon VIRCHOW (1856) erwähnt hat, aus drei Ursachen: erhöhte Blutgerinnungstendenz, verlangsamte Blutzirkulation, Gefäßwandschädigung. Da man vor der Entstehung einer Thrombose kaum jemals eine Beschleunigung der Gerinnungszeit nachweisen kann, werden von uns besonders die beiden anderen Faktoren: Gefäßwandschädigung und Stromverlangsamung als Thromboseursachen betrachtet. Eine Venenthrombose entsteht meistens bei verlangsamtem Venenblutkreislauf, wobei in der Regel Ödeme nachzuweisen sind. Bei Krampfadern, wo der Blutstrom in diesen erweiterten Venen um ein wesentliches langsamer fließt als in normalen Venen, entstehen deshalb sehr häufig Thrombosen.

Wenn bei einem Unfall eine Varize gequetscht wird, kann an der Quetschungsstelle eine Thrombose auftreten. Patienten, die lange liegen müssen und z. B. nach Beinfrakturen unter dem Gips kaum Bewegung haben, weisen eine stark verlangsamte venöse Blutzirkulation auf und bekommen aus diesem Grunde sehr oft unter

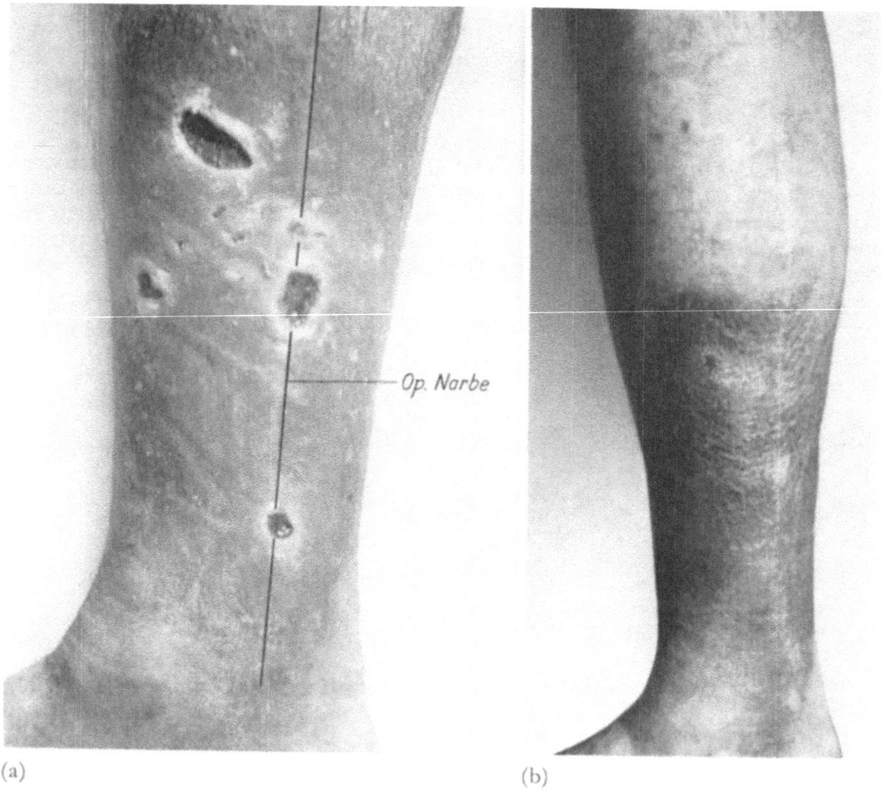


(a)  (b)

Abb. 80. (a) 37jähriger Patient. Zustand nach tiefer Thrombose nach Unterschenkelfraktur vor 3 Jahren. Wegen Ulcus cruris-Bildung (großes oberes Ulcus) nach 2 Jahren wurde chirurgisch eine Unterbindung der Kommunikanten vorgenommen. Hierauf erneut starke Aufschwellung des Beines. Bildung von 3 Ulcera cruris in der Operationsnarbe. (b) Mit gehöriger Kompressionstherapie sind die Ulzerationen nach einem Monat zugeheilt und auch nach $2^1/_2$ Jahren geheilt geblieben

dem Verband Thrombosen, die nach Wegnahme des Gipses an der Verdickung des Beines und späterer Ulcus cruris-Bildung erkannt werden.

Es ist zu unterscheiden zwischen *oberflächlichen Thrombosen* und *tiefen Thrombosen*.

Die *oberflächlichen Thrombosen in oberflächlichen Venen* sind bei richtiger Behandlung harmlos und meist ohne schwere Folgen. Embolien sind bei oberflächlichen Thrombosen beinahe ausgeschlossen. *Tiefe Thrombosen*, hingegen, sind meist der Ausgangsort der schweren Lungenembolien mit ihren Folgen, indem sich ein mehr oder weniger langer Pfropf aus der thrombotischen Vene löst und mit dem Kreislauf meist in die Lunge (oder auch ins Hirn) gelangt und dort eine größere Arterie verstopft. Eine überstandene tiefe Thrombose läßt außerdem auch bei scheinbar vollständiger Ausheilung immer geschädigte Venen zurück. Besonders die Klappen der tiefen Venen sind meistens zerstört, was sich für die Zirkulation sehr ungünstig auswirkt. Oft erst nach Jahren entstehen *Beinödeme*, die ihrerseits wieder die Voraussetzung für Varizen, langwierige Ekzeme und Beingeschwüre bilden. Deshalb ist die *Verhütung* besonders der tiefen Thrombose von allergrößter Bedeutung.

Die tiefe Thrombose ist deshalb eine so schwere, oft unberechenbare Erkrankung, weil die Diagnose nicht immer möglich ist oder wenigstens erschwert sein kann (unter einem Gipsverband, nach Operationen, während langer Bettruhe) und weil bei Thrombosen immer wieder unerwartet — wie aus heiterem Himmel — Lungenembolien entstehen können, die zu einem großen Prozentsatz tödlich verlaufen.

Es kann auch zu einer tiefen Thrombose kommen, wenn ein Patient mit einer harmlosen oberflächlichen Thrombose aus Angst vor einer Embolie wochenlang ruhig liegen und sich vor der kleinsten Bewegung in acht nehmen muß, wie das heute noch vielfach geschieht. Die moderne Behandlung befreit Arzt und Patienten, wenn sie richtig durchgeführt wird, von dieser Angst, wenigstens immer dann, wenn Sofortaufstehen möglich ist. Glücklicherweise ist dies meistens der Fall (etwa 80% aller Patienten nach Operationen), außer bei Vorliegen einer anderen schweren Erkrankung oder Verletzung (Oberschenkelfrakturen, Wirbelsäulenfrakturen), die Bettruhe unumgänglich machen.

Die Neigung zu tiefen oder oberflächlichen Thrombosen ist oft *vererbt*. So gibt es Familien, in denen Großeltern, Eltern und Kinder Venenentzündungen durchgemacht haben. Gerade bei solchen Patienten ist es daher besonders wichtig, eine richtige Prophylaxe zu betreiben (*Sofortaufstehen* nach Geburten und Operationen, Vermeidung aller Beinödeme während Schwangerschaft oder Erkrankungen). In der Regel sind schon beim Entstehen einer Thrombose und dem dabei meistens verlangsamten Blutkreislauf Ödeme nachzuweisen.

In therapeutischer Hinsicht ist wichtig, zwischen oberflächlicher und tiefer Thrombose zu unterscheiden, weil die Komplikationen beider verschieden sind und ebenso die Behandlung eine verschiedene sein muß.

# 11. Behandlung der oberflächlichen Thrombose

Thrombosen, sowohl oberflächliche als tiefe, gehören sofort in ärztliche Behandlung.

Eine *oberflächliche Thrombose* ist immer gut sichtbar und spürbar. Gewöhnlich zeigt sich ein harter, meist roter Strang dort, wo vorher eine Varize vorhanden war, seltener in einer Vene unter der Haut, die vorher nicht sichtbar gewesen war. Oft kann auch Temperatur auftreten, die zusammen mit den manchmal nicht unerheblichen Schmerzen und der Angst vor Embolien — welche nie eintreten solange der Patient nicht ruhig im Bett liegt —, zur Beunruhigung des Patienten beiträgt. Bei einer oberflächlichen Thrombose ist aber eine solche Gefahr kaum vorhanden, wenn richtig behandelt wird.

Ein Patient mit oberflächlicher Thrombose soll, auch wenn er Temperatur hat, *nie ins Bett* gelegt werden. Sobald er nämlich ruhig liegt, ist die venöse Zirkulation stark verlangsamt und dann besteht die Gefahr, daß die Thrombose von der Oberfläche in die Tiefe weiter wandert und aus der oberflächlichen die viel gefährlichere tiefe Thrombose entsteht.

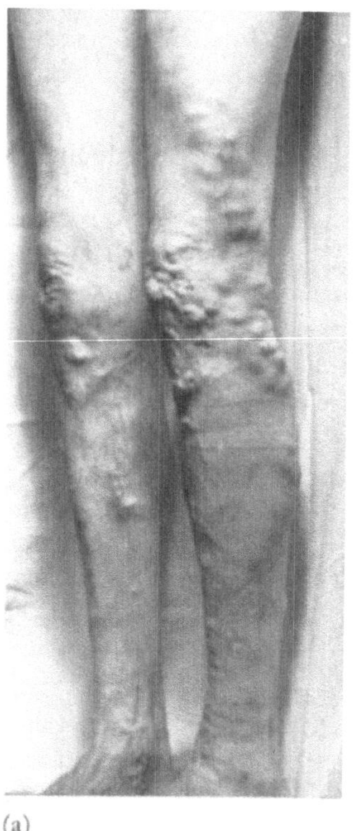
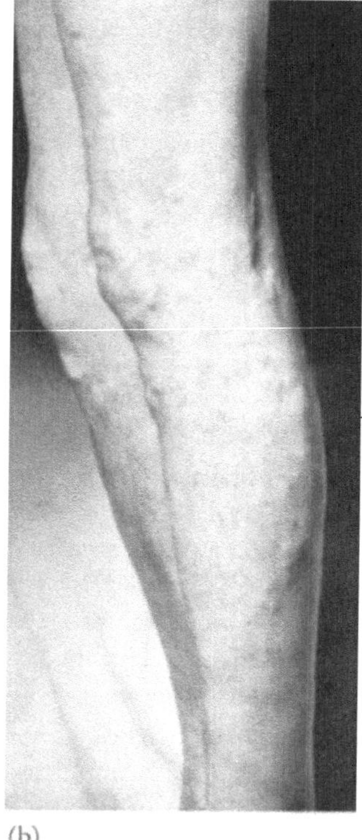

(a)          (b)

Abb. 81.. (a) Schwere oberflächliche Thrombose in einem großen Varizenstrang, vom Fuß bis zur Leiste reichend. Temperatur 38,5. (b) Aufnahme nach 6 Monaten. Status nach 5 Beratungen und mehreren Inzisionen zur Entleerung der intravarikösen Blutretention, wobei sich das erste Mal etwa 200 cm³ zum Teil koagulierten Blutes entleerten. Zugleich wurden die noch nicht thrombosierten Varizen verödet. Die noch sichtbaren Vorwölbungen sind harte Verödungsknoten, die ebenfalls noch verschwinden werden. Die Behandlung war in 3 Wochen beendet. Keine Arbeitsunterbrechung

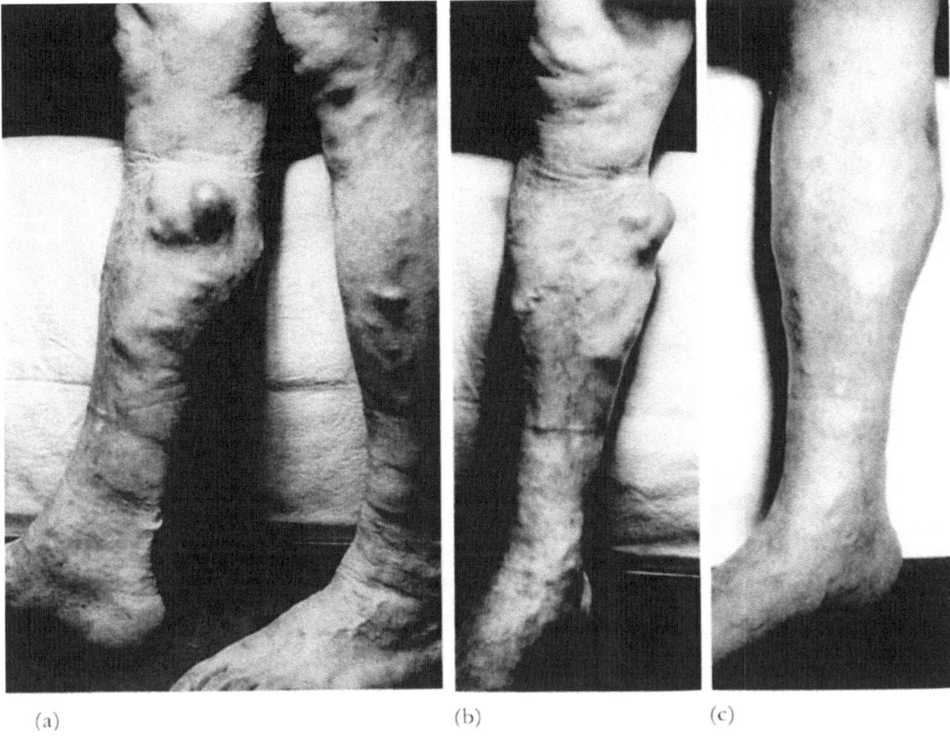

(a)           (b)           (c)

Abb. 82. (a u. b) 71jähriger Patient mit großem, heftig entzündetem Varikothrombose-knoten, große Varizen. (c) Zustand nach Behandlung mit Stichinzision, abriegelnder Ver-ödung und Kompressionsverband mit Schaumgummi (2 Butazolidin-Injektionen). Trotz subfebriler Temperatur keine Bettruhe

Das wichtigste Behandlungsprinzip bei oberflächlicher Thrombose ist ein *sehr straffer Kompressionsverband* und damit *Bewegung*. Der Verband hat den Zweck, den Thrombus in der Vene in engen Kontakt mit der Gefäßwand zu bringen, damit er möglichst rasch damit verklebt und fixiert wird. Ferner wird damit ein rascher Rück-gang der Ödeme erreicht. Damit geht die Entzündung am raschesten zurück. Der Verband muß aber so straff sein, daß er die bei einer Thrombose immer vorhandenen Ödeme schon in ein paar Stunden zum Verschwinden bringt.

Der Verband wird am besten zuerst mit einer *Porelast-Klebebinde* angelegt, die — sofern die oberflächliche Thrombose nur den Unterschenkel betrifft — von den Zehen bis zum Knie reichen soll. Falls auch der Oberschenkel entzündet ist, muß der Verband bis zur Leiste reichen. Er bleibt Tag und Nacht liegen. Darüber kommen während des Tages, wenn der Patient umhergehen kann, noch elastische, nylonhaltige Varidress-Binden: für den Unterschenkel mindestens zwei (eine 8 cm und eine 10 cm breite), für den Oberschenkel eine bis zwei 10—12 cm breite Binden. Diese sollen so straff angezogen sein, daß die Zehen in der Ruhe leicht blau an-laufen. Damit werden sofort nach fertig angelegtem Verband die vorher starken Schmerzen beinahe verschwunden sein, so daß der Patient nahezu schmerzlos aus der Sprechstunde des Arztes nach Hause gehen kann. Wenn Fieber oder sehr starke

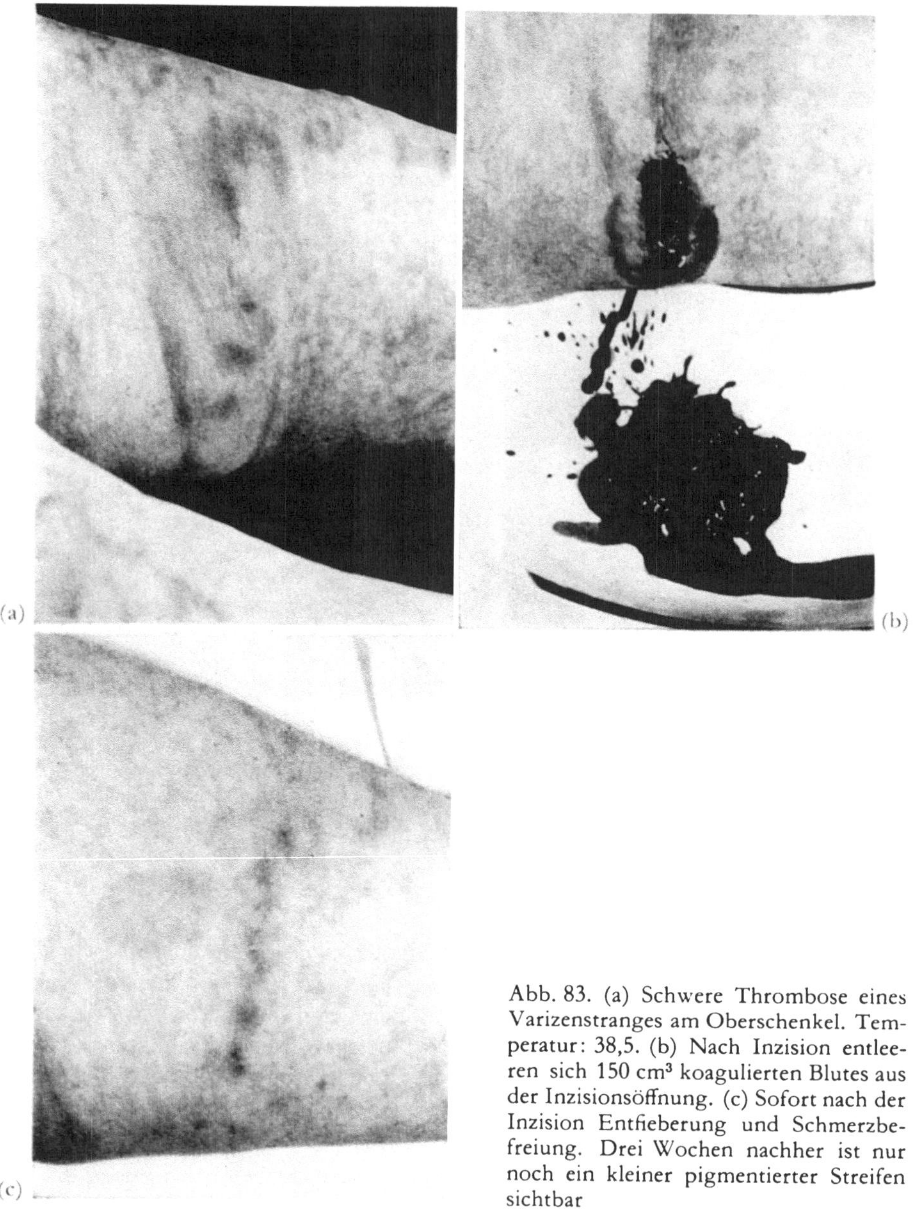

Abb. 83. (a) Schwere Thrombose eines Varizenstranges am Oberschenkel. Temperatur: 38,5. (b) Nach Inzision entleeren sich 150 cm³ koagulierten Blutes aus der Inzisionsöffnung. (c) Sofort nach der Inzision Entfieberung und Schmerzbefreiung. Drei Wochen nachher ist nur noch ein kleiner pigmentierter Streifen sichtbar

Schmerzen bestehen, kann mit einer intramuskulären *Butazolidininjektion* zu 5 cm³ oder mit Einführen von zwei *Butazolidinzäpfchen* in den Darm sehr rasch (innert 2—3 Std) regelmäßig Schmerz- und Fieberfreiheit erreicht werden.

Bei dieser Behandlung kann der Patient sofort wieder seiner Arbeit nachgehen, sofern ihn nicht eine andere Krankheit oder Verletzung ans Bett fesselt.

Antikoagulantien (Stoffe, welche die Gerinnung des Blutes verhindern sollen) sind bei einer oberflächlichen Thrombose nie nötig. Wir haben mit der beschriebenen

Behandlung bei 3925 Erkrankungen keine einzige Embolie gesehen und auch kein einziges Mal ein Weiterwachsen des Thrombus in tiefe Venen erlebt.

Bei einer oberflächlichen Thrombose ist sogar schon während der ersten Konsultation eine Verödungstherapie der die Thrombose umgebenden Varizen möglich. Damit verhindert man ein Weiterwandern der oberflächlichen Thrombose in die umgebenden, von der Thrombose noch nicht ergriffenen Venen.

Bei einer *oberflächlichen Thrombose* oder *Varikothrombose* erreicht man zusätzlich eine sehr rasche Beschwerdefreiheit und Entfieberung, wenn die oberflächliche Thrombose *inzidiert* wird, d. h. die thrombotische Vene wird an einer oder mehreren Stellen, je nach Befund, mit einem scharfen, spitzen Skalpell eingeschnitten (Phlebotomie, Einschnitt in die thrombosierte Vene) und die in der Vene befindlichen thrombosierten Blutmassen durch Ausdrücken aus der Inzisionsöffnung entleert. Bei starken oberflächlichen Thrombosen können so manchmal sehr große Blutmengen entleert werden (10—200 cm³). Wichtig ist, daß sofort nach der Inzision die Inzisionsstelle mit einem sterilen Tupfer bedeckt und das Bein sehr straff eingebunden wird, und zwar am besten mit einem Klebeverband, der in diesem Fall 4—5 Tage liegen bleibt, um jede nachträgliche Infektion der Inzisionsstelle zu vermeiden. Über diesen Klebeverband kommt zusätzlich noch der übliche Kompressionsverband mit Varidress-Binden, der täglich gewechselt wird.

Abzuraten ist von dem Anlegen von *Blutegeln* bei oberflächlichen und tiefen Thrombosen. Ihre Wirkung reicht nicht an die eines guten Kompressionsverbandes, mit Bewegung und eventuell Butazolidin, heran, und zudem besteht die Gefahr, daß die Bißwunden der Blutegel wegen der vorhandenen Ödeme nicht zuheilen können und zu Geschwüren entarten.

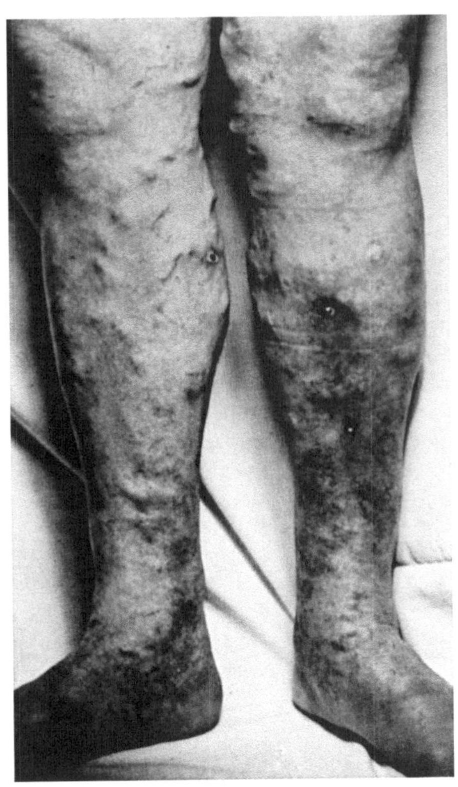

Abb. 84. Ulcera cruris beidseitig an den Bißstellen von Blutegeln. Die Blutegel wurden wegen oberflächlicher Thrombosen angesetzt. Die Thrombosen haben sich trotz Blutegeln ausgebreitet, und auch die Ödeme haben stark zugenommen. Infolgedessen haben sich die Blutegelbißstellen zu Ulzerationen erweitert. Ulzera sowie Varikothrombosen sind nach einer Woche unter Kompressionstherapie ausgeheilt. Die Varizen wurden durch Verödungsinjektionen behandelt

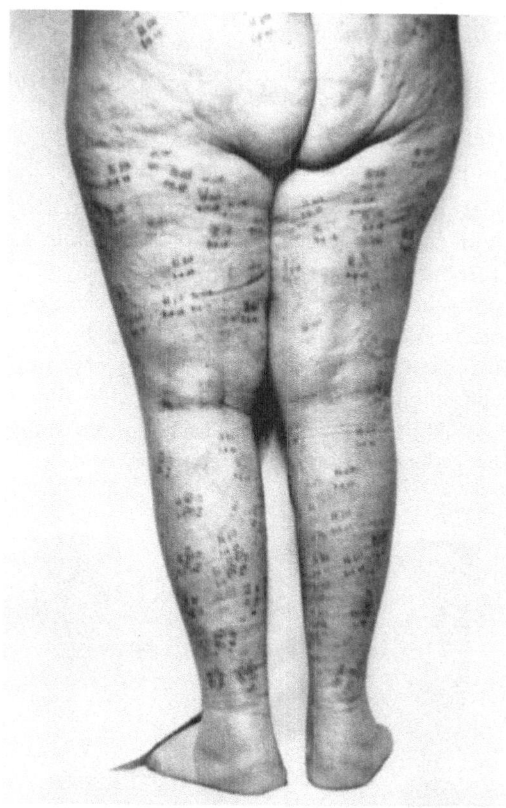

Abb. 85. 50jährige Frau, die wegen oberflächlicher Thrombose geschröpft wurde, eine Therapie, die meiner Ansicht nach ebenso unnütz ist wie Blutegel und jeder guten Kompression weit unterlegen ist

# 12. Behandlung der tiefen Thrombose

Bei Gefahr einer tiefen Thrombose oder wenn eine solche bereits vorhanden ist muß der Arzt zugezogen werden. Die Behandlung hängt weitgehend davon ab, ob der Patient wegen einer anderen schweren Erkrankung (z. B. Operation) oder Verletzung (z. B. Knochenfrakturen) bettlägerig ist.

Solange der Patient bei tiefer Thrombose nicht bereits bettlägerig ist, soll er zur Behandlung auf keinen Fall ins Bett gesteckt werden, denn ohne Bettruhe klingt die Thrombose unter gehöriger Kompression am raschesten ab. Wenn Bettruhe vermieden werden kann, ist die Gefahr einer Embolie sehr gering. Die Hauptrolle spielt auch hier ein *sehr straffer Kompressionsverband*, der auch nachts liegen bleibt. Um dies zu ermöglichen, werden am Unter- und Oberschenkel Klebeverbände angelegt. Zum Aufstehen werden über die Klebeverbände sehr straffe Bindenverbände gewickelt. Mit diesen Verbänden soll der Patient sich bewegen und nach Möglichkeit seiner Arbeit nachgehen.

Bei starken Schmerzen und Temperatur wird der Arzt eine hochdosierte ($1^1/_2$—2 Ampullen) Butazolidininjektion vornehmen. In den meisten Fällen wird schon 2—4 Std nach der 1. Injektion Entfieberung und Schmerzfreiheit eintreten.

Auch Fieber ist kein Grund für Bettlägerigkeit, sofern nicht die Grunderkrankung, die zur Thrombose geführt hat, dies unvermeidlich macht.

Ist Bettruhe unumgänglich, so sind wenigstens im Bett die Füße und Beine fleißig zu bewegen und vor allem soll auch im Bett ein straffer Kompressionsverband getragen werden. Sobald die Beine komprimiert sind, ist auch im Bett ein Weiterschreiten der Thrombose viel weniger möglich und eine Embolie bei ständiger Bewegung unwahrscheinlich. In denjenigen Fällen, wo bei Beginn der Behandlung bereits eine Beckenvenenthrombose vorhanden war, müssen auch Becken und Bauch zusätzlich zu den Beinen eingebunden werden (s. Abb. 101 a u. b, S. 122).

Antikoagulantien (Heparin, Dicumarol) sind dann nötig, wenn absolute Bettruhe nicht umgangen werden kann. Aber auch zusammen mit den Antikoagulantien soll immer ein kräftiger Kompressionsverband angelegt werden. Ob Antikoagulantien angewendet werden sollen, kann nur der Arzt entscheiden.

Wenn die Thrombose nicht länger als 5 Tage gedauert hat, sind Fibrinolytika (Streptase, Kabakinase) wirksam. Diese Medikamente vermögen frische venöse wie arterielle Thrombosen so aufzulösen, daß sogar die Venenklappen erhalten bleiben. Wenn eine solche Therapie bei frischen Erkrankungen möglich ist, bietet sie die weitaus besten Aussichten für eine folgenlose Wiederherstellung des Venenlumens.

Diese Behandlung ist aber nur in der Klinik möglich.

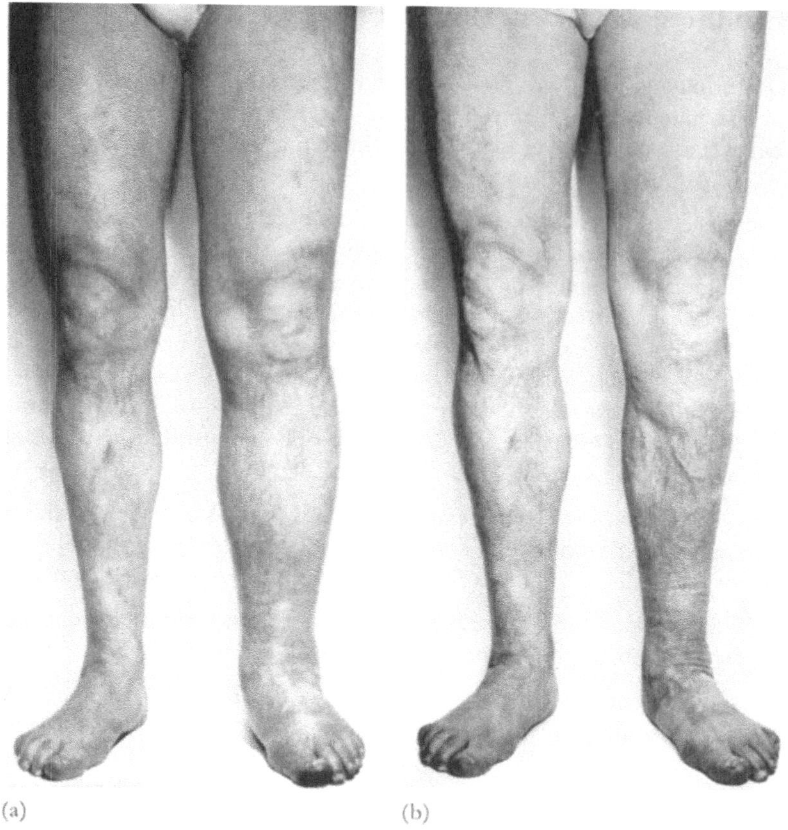



Abb. 86. (a) Tiefe Thrombose bei einem 63jährigen Mechaniker, seit 2 Monaten bestehend. Umfangvermehrung der Wade und des Oberschenkels um 6 cm. (b) Unter Kompressionstherapie und 2 Injektionen Butazolidin (jeweils $1^1/_2$ Ampullen) ist nach 5 Tagen der Unterschenkel gleich dick wie auf der gesunden Seite. Die Schmerzen waren einen Tag nach dem Anlegen des Kompressionsverbandes bedeutend geringer. Nach 1 Monat (Foto) ist der Unterschenkel 2 cm dünner als derjenige der gesunden Seite. Der Patient trägt allerdings weiter einen Gummistrumpf

# 13. Postthrombotischer Zustand (Spätfolgen der tiefen Thrombose)

95% aller Patienten mit überstandener tiefer Thrombose haben Spätfolgen und leiden daran während ihres ganzen weiteren Lebens. Man hat mit Recht gesagt, daß der Leidensweg des Postthrombotikers mit dem Tage beginnt, da er als von seiner tiefen Thrombose geheilt aus dem Spital entlassen wird.

Während oberflächliche Thrombosen kaum Spätfolgen verursachen, sind diese bei tiefen Thrombosen regelmäßig.

Sehr oft verläuft die akute Phase des thrombotischen Prozesses stumm, z. B. bei einem während längerer Zeit getragenen Gipsverband nach schweren Frakturen. Die Thrombose-Spätfolgen werden erst später erkannt, wenn das Bein nach Entfernung des Gipsverbandes aufschwillt, starke Beschwerden macht und sich Ulcera cruris bilden. So haben nach neuen Untersuchungen über 20% aller Patienten, die wegen Frakturen während längerer Zeit einen Gipsverband an den Beinen tragen mußten, tiefe Thrombosen durchgemacht, die in über 70% nicht als solche erkannt wurden.

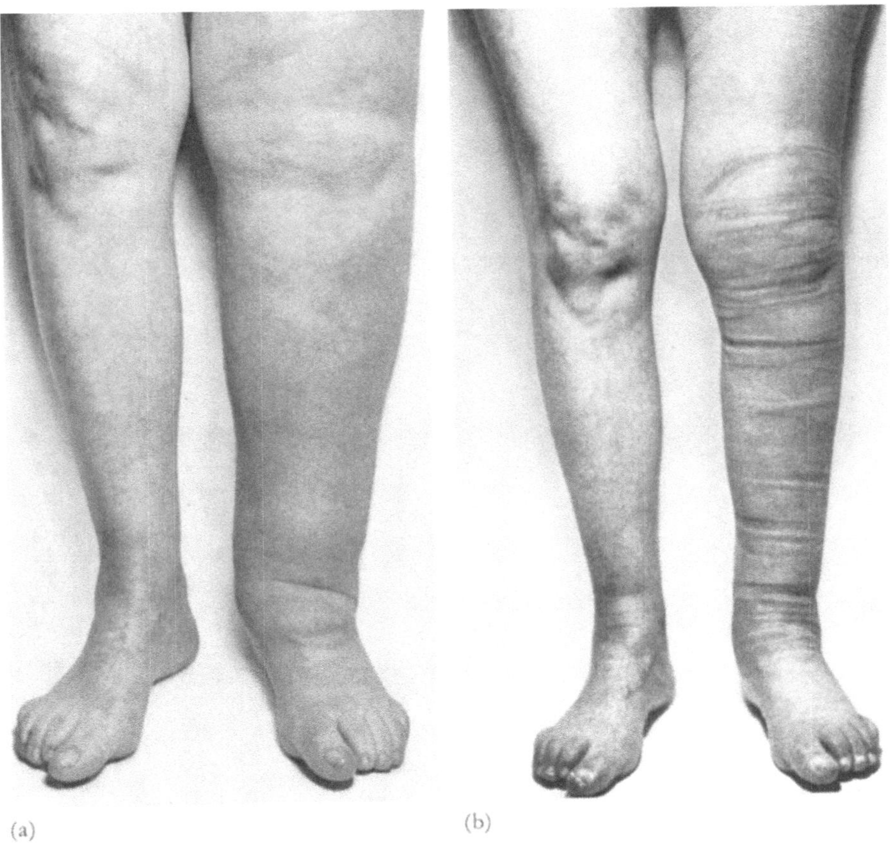


Abb. 87. (a) Schwere Ödeme nach tiefer Thrombose vor 37 Jahren. Wadenumfang 10,5 cm und Knöchelumfang 9,6 cm größer als am gesunden Bein. (b) Zustand 9 Monate nach Beginn der Kompressionsverband-Therapie. Der Umfang der Wade und des Knöchels ist nur noch 1 cm größer als auf der gesunden Seite

Die späteren Folgen einer tiefen Thrombose beruhen entweder auf endgültiger Obliteration (Verschluß) der befallenen Venenstrecken, meistens aber auf einer Klappeninsuffizienz rekanalisierter Abschnitte. Wenn nach einer tiefen Thrombose die Vene wieder durchgängig wird, dann ist die Venenwand stark narbig verändert und die Klappen sind zerstört. Sie können sich nicht regenerieren und wieder wirksam werden. Das bedingt dann den schlechten, verlangsamten Blutrückstrom in den tiefen Venen und damit die *Beinödeme* und entsprechende krampfartige Beschwerden. 52—70% aller dieser Patienten mit überstandener tiefer Thrombose bekommen innert 10 Jahren ein *Ulcus cruris* (Abb. 49a, 54a, 56a) und die übrigen mit Ödemen einhergehenden Beinbeschwerden.

Nach Untersuchungen verschiedener Autoren sind 5 Jahre nach überstandener tiefer Thrombose nur 2—20% beschwerdefrei. 10% sind vollständig arbeitsunfähig. 24% sind zu einem Berufswechsel gezwungen, 30% beziehen eine Rente und bei weiteren 25% herrscht dauernd verminderte Arbeitsfähigkeit.

Aus diesen Gründen sind die postthrombotischen Zustände schwerwiegender als die Folgen der Verkehrsunfälle. Sie kommen in die Größenordnung von diabetischen Erkrankungen.

# 14. Verhütung der Thrombose (Prophylaxe)

Da eine tiefe Thrombose fast immer geschädigte Venen zurückläßt und damit ein Dauerschaden für das ganze Leben zurückbleibt — abgesehen von den vielen Todesfällen und Lungenembolien bei tiefen Thrombosen —, ist *die Verhütung von allergrößter Bedeutung*. (Es sterben heute noch 5—10% aller über 20jährigen an Thrombose und Embolie. 4% aller untersuchten Männer zwischen 20 und 60 Jahren einer chemischen Fabrik in Basel haben früher eine tiefe Thrombose durchgemacht und leiden an ihren Folgen.)

Am meisten gefährdet sind Frauen im Wochenbett, besonders, wenn sie während der Schwangerschaft geschwollene Beine aufgewiesen haben. Schwangere mit Varizen neigen besonders zu Beinschwellungen während der letzten 2 Monate der Schwangerschaft. Etwa die Hälfte aller Erstgebärenden haben gegen Schluß der Gravidität wenigstens gegen Abend Beinödeme, bei den Mehrgebärenden sind es 80—90%. Veränderte Hormonproduktion (mehrfach gesteigerte Progesteron-Bildung in der Gravidität) und auch die mechanisch bedingte Rückstauung in der zweiten Hälfte der Schwangerschaft führen bei etwa 50% aller Mehrgebärenden zu Krampfadern. Die kleineren Varizen werden sich zwar zum Teil nach der Geburt von selbst zurückbilden. Deshalb ist es in vielen Fällen von nicht allzu schwerer Varikosis während der Schwangerschaft nicht nötig, die Varizen zu beseitigen. Wenn die Varizen aber so groß sind, daß der erfahrene Arzt sofort sagen kann, daß sie auch nach der Geburt nicht mehr verschwinden werden — und das ist bei großen Varizen, die schon vor der Schwangerschaft, wenn auch meistens viel kleiner, bestanden haben, der Fall —, dann können diese auch während der Schwangerschaft verödet werden, eine Behandlung, die gewöhnlich in 2—5 Konsultationen erledigt ist (s. Abb. 27a u. b; 31a—c). Dies erspart der Schwangeren unnötige Beschwerden und vermindert die Gefahr einer Thrombose wesentlich.

Mit oder ohne Verödungsbehandlung der Varizen, sind solche Beine *während der Schwangerschaft, während Geburt und Wochenbett, sowohl bei Bettruhe wie außerhalb des Bettes bis zum Kniegelenk straff einzubinden*. Bei starker Varikosis oder Schwellung am Oberschenkel muß bis zur Leiste eingebunden werden, dies besonders in den letzten Wochen der Gravidität, während und einige Tage nach der Geburt, bis die Patientin wieder ganz auf den Beinen ist.

Die Schwangere soll sich, wenn immer möglich, viel bewegen. Es ist falsch, der Beine wegen über Tag herumzuliegen und „sich zu schonen".

In der Poliklinik für Venenerkrankungen des Basler Frauenspitals konnte durch das Anlegen straffer Kompressionsverbände, bei gleichzeitiger reichlicher Bewegung, die Häufigkeit der Thrombose bei schwergefährdeten Schwangeren von 31,5 auf 0,9% herabgesetzt werden. Dabei werden die größten Varizen durch Verödungsbehandlung während der Schwangerschaft beseitigt.

Die Beine der Patientin sind bei der geringsten Gefährdung (Varizen, Beinödeme) während der ganzen Schwangerschaft tagsüber eingebunden oder es wird ein Gummistrumpf getragen. Die Wirksamkeit dieser Maßnahme muß kontrolliert werden: Die Patientin darf niemals ödematöse Beine haben. Während Geburt und Wochenbett hat die Patientin ständig eingebundene Beine oder sie trägt Gummistrümpfe. Sie ist also nie ohne Kompression der Beine.

Nach der Geburt geht die Patientin zu Fuß vom Gebärsaal in ihr Zimmer zurück. Noch am gleichen Tag steht sie mehrere Male für etwa 10 min auf. Dabei soll sie umhergehen, nicht einfach sitzen.

2. Tag (Tag nach der Geburt): 4mal aufstehen, das erste Mal 10 min, das zweite Mal 20 min, das dritte und vierte Mal je 30 min. Jedesmal umhergehen. Eine Mahlzeit kann außerhalb des Bettes eingenommen werden. — Total $1\frac{1}{2}$—3 Std.

3. Tag: Mittag- und Abendessen werden außerhalb des Bettes eingenommen. Einmal aufstehen während 1—2 Std, daneben 2—3mal aufstehen für $\frac{1}{2}$—1 Std. Umhergehen, nicht nur sitzen. — Total 3—4 Std.

4. Tag: Essen außerhalb des Bettes. Im ganzen 4—5 Std außer Bett. Meistens marschieren, nicht nur sitzen. In den Garten gehen. — Total 4—5 Std.

5. Tag: Ähnlich wie 4. Tag. Praktisch den ganzen Tag außer Bett. Sich niederlegen bei Müdigkeit. Umhergehen, im Garten spazieren.

6. Tag und bis zur Entlassung: Gleich wie 5. Tag.

Auch vor, während und nach Operationen hat es sich bewährt, die Beine straff einzubinden und die Patienten schon 2—6 Std nach der Operation, also noch am Operationstag, ein paarmal aufstehen zu lassen. Wenn dies dem Patienten bei schwereren Operationen nicht allein möglich ist, so geschieht es mit Hilfe und am Arm der Schwester. An den folgenden Tagen wird jeweils noch länger außerhalb des Bettes geblieben und umhergegangen.

# 15. Thrombosegefährdung durch Bewegungsarmut

Thrombosen infolge Bewegungsarmut nehmen immer mehr überhand. Die moderne Lebensweise bringt es mit sich, daß viele Leute den größten Teil ihres Lebens sitzend verbringen, sowohl an der Arbeit, hinter einer Maschine oder hinter dem Schreibtisch, als auch in Transportmitteln, ja oft sogar zum Vergnügen und zur „Erholung". Infolge dieser Bewegungsarmut entsteht, besonders wenn trotzdem normal oder sogar zu viel gegessen wird, eine Übergewichtigkeit. Jedes Übergewicht verursacht aber, und wenn es auch nur 10—20 kg beträgt, Beinödeme. Diese Ödeme sind oft an der Thromboseentstehung mit ihren verschiedenen Folgeerscheinungen schuld. Eine vernünftige Diät ist deshalb einzuhalten (vgl. Abschnitt 21).

Der menschliche Körper ist zum Gehen geschaffen. Die Gehwerkzeuge verkümmern, wenn sie nicht geübt werden (was rastet, rostet!), die Zirkulation wird verlangsamt — auch eine Folge der Fettleibigkeit — und damit ist die Voraussetzung für eine Thrombose oder, zusammen mit nervösen Belastungen, für einen Herzinfarkt gegeben.

Besonders Thrombosegefährdete sollten sich daher vor stundenlangem Sitzen am gleichen Platz (lange Auto- und Flugreisen) in acht nehmen und auch im Zug oder Flugzeug immer wieder aufstehen und umhergehen oder bei langen Autoreisen stündlich kurz anhalten, einen kleinen Laufschritt machen, oder wenigstens einige Minuten intensiv umhergehen. Ist dies nicht möglich, so können wenigstens die Füße im Fußgelenk fleißig auf- und abbewegt werden, wodurch die pumpende Wirkung der Wadenmuskulatur angeregt und damit die Venenzirkulation gefördert wird. Auch das Ballen der Zehen im Schuh (bei einem normalen Schuh ist dies möglich!) wirkt zirkulationsfördernd. Für Gefährdete und Übergewichtige empfiehlt es sich ferner, die Beine vor langen Reisen straff einzubinden.

Im übrigen kann *regelmäßiges Spazierengehen* oder, noch besser, *ausgiebiges Wandern* und *Schwimmen* allen jenen, die zu einer vorwiegend sitzenden Lebensweise gezwungen sind, nicht genug empfohlen werden.

# 16. Lymphödeme

Lymphödeme hängen nicht mit der Bildung von Krampfadern oder einem Zustand nach überstandener tiefer Thrombose zusammen, sondern sind bedingt durch Zirkulationsstörungen im Lymphgefäßsystem der Beine. Beim Lymphödem findet man keine Pigmentierungen und sehr selten Ulzerationen, im Gegensatz zu venösen Ödemen. Das Bein schmerzt meistens nicht, hingegen kann es so stark verdickt sein, daß es den Patienten hauptsächlich aus kosmetischen Gründen und wegen des Gewichtes stört. Lymphödeme haben eine andere Konsistenz als Stauungsödeme. Während man bei venösen Ödemen sehr leicht mit dem Daumen eine Delle drücken kann (s. S. 10 u. 11), gelingt dies beim Lymphödem viel weniger. Während gewöhnliche Ödeme, seien es venöse oder Herzödeme, meistens mit einem Kompressionsverband in einem Tag vollkommen zum Verschwinden gebracht werden können, ist das bei Lymphödemen schwieriger. In den meisten Fällen gelingt es aber, auch diese zum Abschwellen zu bringen, doch braucht dies längere Zeit und eine noch bedeutend straffere Kompression als bei venösen oder kardialen Ödemen.

Oft treten Lymphödeme schon im jugendlichen Alter auf, meistens aber erst um das 20. Lebensjahr oder später. Die Ursache ist nicht immer sicher zu ergründen. Auf jeden Fall besteht keine Abflußbehinderung des Blutes. Auch die arterielle Zirkulation ist nicht behindert. In einem Teil der Fälle ist ein überstandenes Erysipel (Wundrose) oder eine operative Entfernung von Lymphdrüsen in der Leiste infolge eines Lymphdrüsentumors oder die Durchschneidung vieler Lymphgefäße bei einer Operation, z. B. einer Varizenoperation, schuld an der Entstehung von Lymphödemen. Gelegentlich gibt der Patient an, daß eine Fußmykose mit starken Entzündungen zwischen den Zehen der eigentliche Grund zur Lymphödementstehung war, indem von dieser Fußmykose aus immer wieder Schübe von Erysipel aufgetreten seien. Lymphödeme sind, im Gegensatz zu venösen Erkrankungen, kaum jemals familiär.

Die Schwellung beginnt meist über dem Fußgelenk oder dem Vorfuß und steigt mit der Zeit immer höher hinauf, so daß auch der Oberschenkel und das Genitale stark anschwellen können. Oft sind Lymphödeme einseitig oder doch auf einer Seite bedeutend stärker als auf der anderen.

Krampfadern sind nur selten vorhanden. Es mag sich dann höchstens um ein Lymphödem bei einem Patienten handeln, der vorher schon an einer Varikosis litt, z. B. nach Varizenoperation. Die schlechte Lymphzirkulation kann man röntgenologisch nachweisen, indem versucht wird, meist im Bereich des Fußrückens, ein Röntgenkontrastmittel in ein Lymphgefäß einzuspritzen. Bei Lymphödemen zeigen die Lymphgefäße dann eine starke Schlängelung und Stauung.

*Behandlung.* Die Operation von Lymphödemen hat nach unseren Erfahrungen nicht immer gute Resultate und bedingt meist eine starke Verstümmelung und große Narben in der Haut. Wir haben, wie bei venösen Ödemen, mit der Kompressionstherapie bessere Ergebnisse (s. Abb. 88a—c, 89a—c, 90a—d). Allerdings muß eine solche Kompression einen sehr hohen Druck ausüben, damit sie wirksam genug sein kann. Die Kompression (wir brauchen Thuasne-Binden No. 3 oder 5) muß auch vom Patienten während seines ganzen weiteren Lebens durchgeführt werden, sonst schwellen gewöhnlich die Beine schon einige Tage nach dem Weglassen der Kompression langsam wieder an. Gummistrümpfe erweisen sich meistens nicht als ausreichend oder dann kombiniert mit Kompressionsbinden.

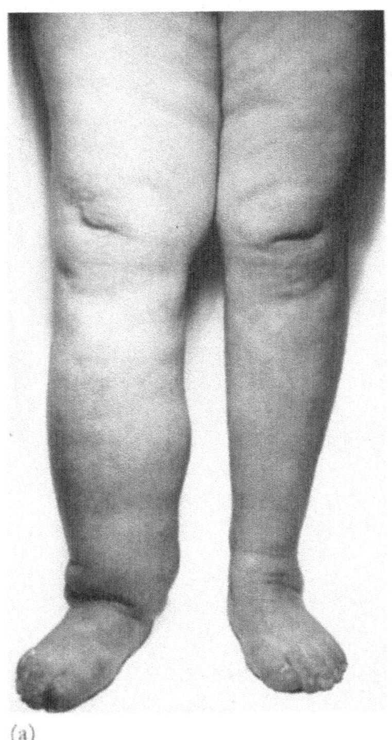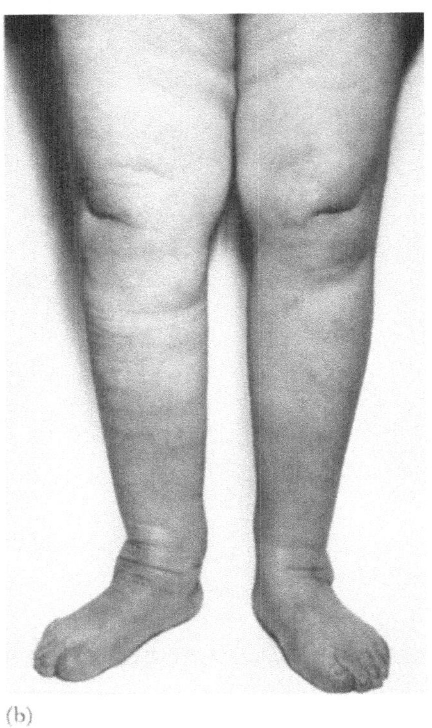

(a)               (b)

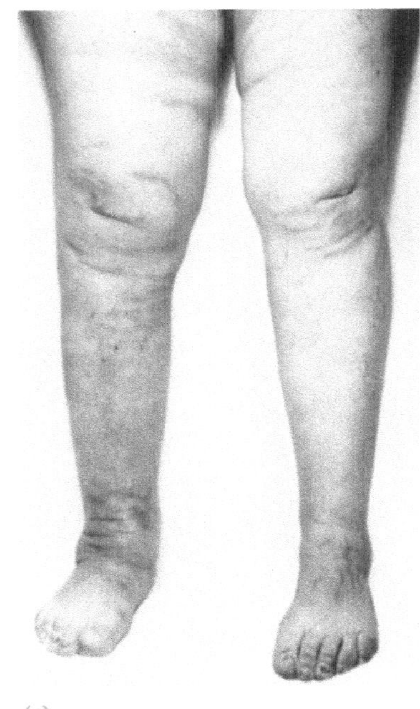

(c)

Abb. 88. (a) Lymphödem einseitig, seit 8 Jahren. Ätiologie unsicher. Knöchelumfang: 12,7 cm größer als auf der gesunden Seite. (b) Unter einem kräftigen Kompressionsverband mit Varidreßbinden sind die Ödeme nach 20 Tagen stark zurückgegangen, indem der Knöchelumfang noch 2 mm, der Wadenumfang 7 mm und der Oberschenkelumfang noch 3 cm mehr beträgt. (c) Zustand nach 8 Monaten. Die Besserung hält an, allerdings unter ständiger Kompressionstherapie. Auch 4 Jahre später sind die Ödeme, immer unter Kompression, ebenso schön zurückgeblieben

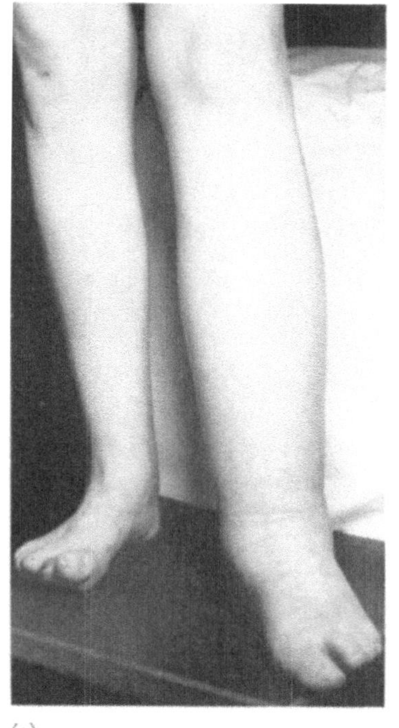

(a)

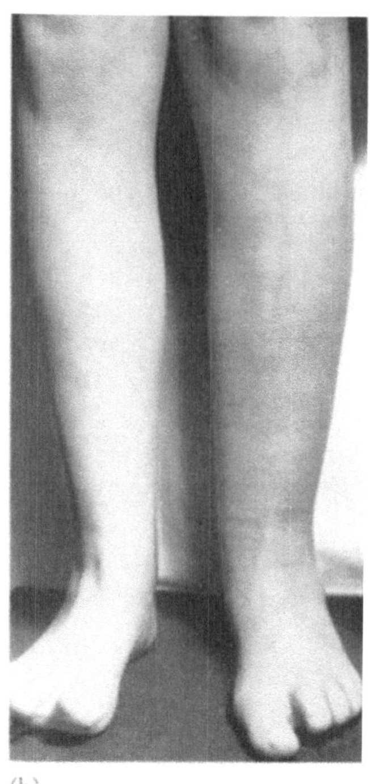

(b)

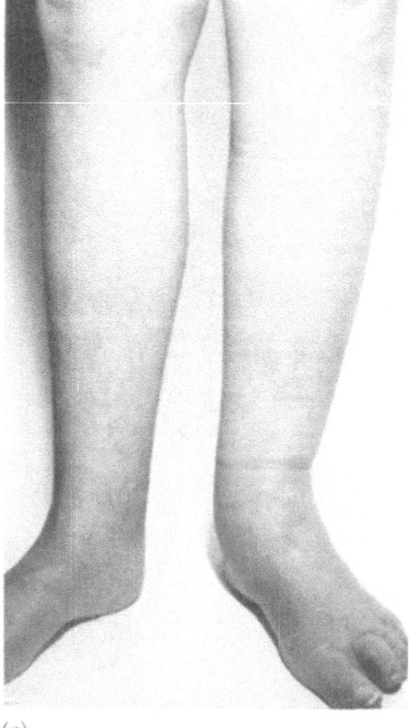

(c)

Abb. 89. (a) Lymphödem bei 50jähriger Patientin, Status nach Erysipel vor 10 Jahren. (b) Zustand 3 Monate nach Beginn der Kompressionstherapie. (c) Die Kompressionstherapie ist nun seit 5 Jahren ständig fortgesetzt worden, da einige Tage nach Weglassen der Kompressionsverbände das Bein wieder anschwillt. Mit den Verbänden ist die Patientin beschwerdefrei

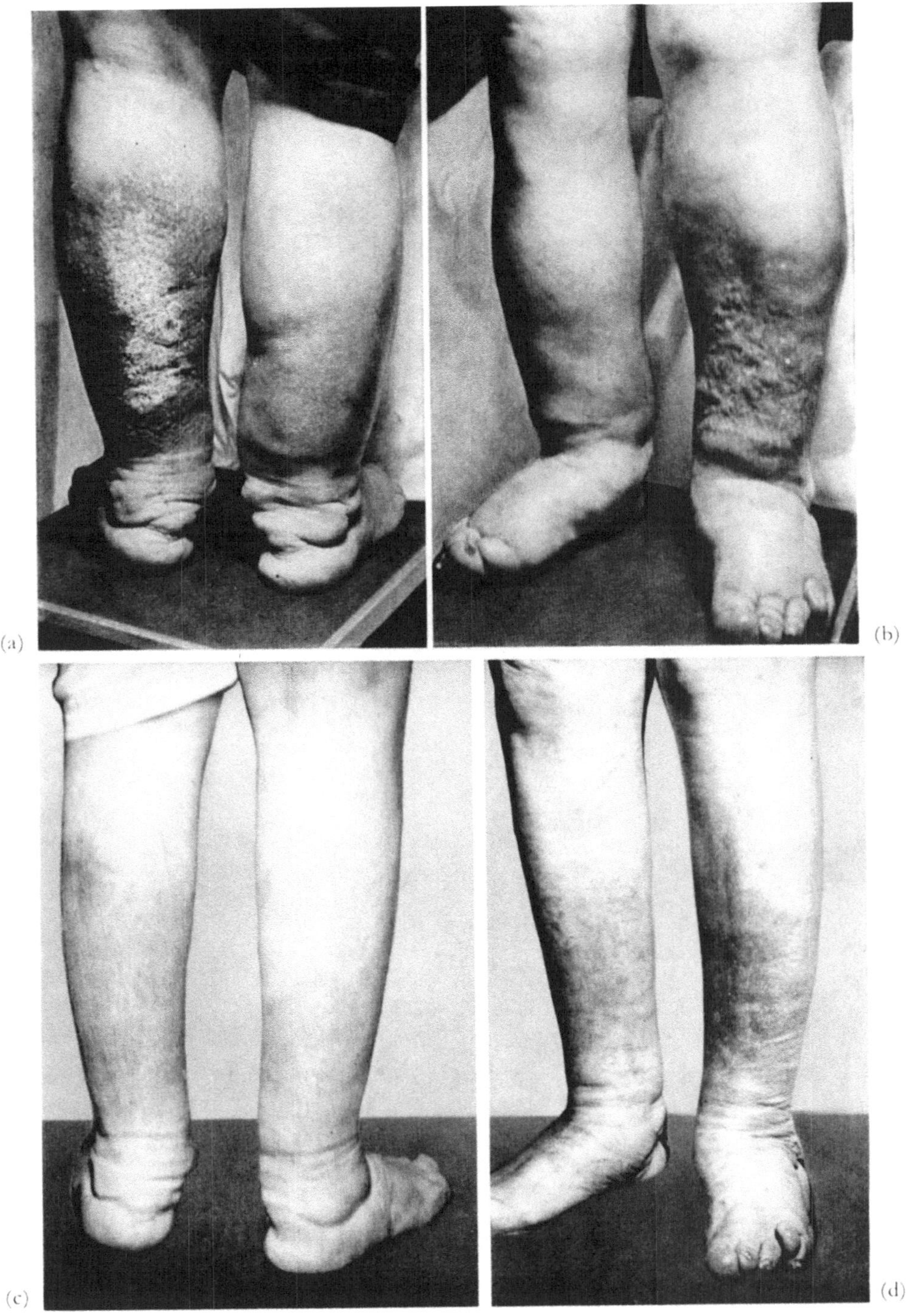

Abb. 90. (a u. b). 50jährige Frau. Elephantiasis (Lymphödeme) nach Erysipel, chronisches Ekzem. Keine Thrombose in der Krankengeschichte. (c u. d) Zustand 6 Monate nach ambulanter Behandlung mit Kompressionsverbänden während der Arbeit. Ekzem und Juckreiz ganz verschwunden

111

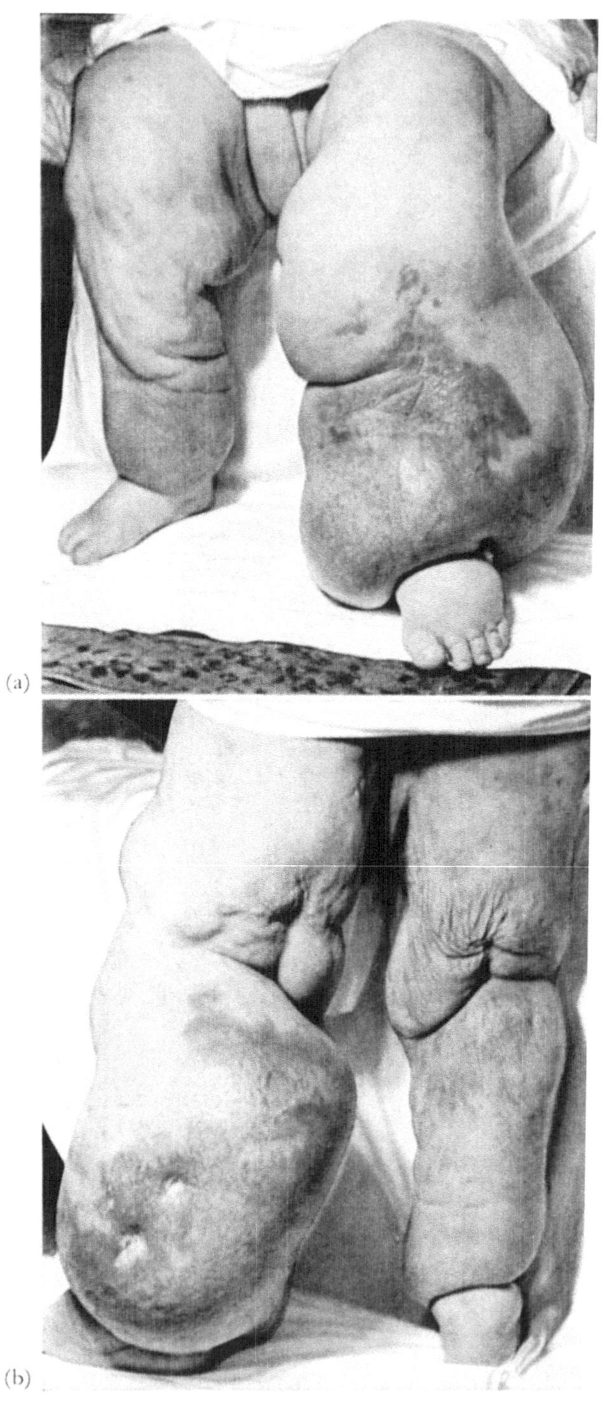

Abb. 91. (a u. b) Lymphödeme. Durch die Schwellung bedingte Ulzerationen, während sonst bei Lymphödemen selten Ulzerationen zu erwarten sind. Heilung war hier nicht möglich. — Durch eine frühzeitig getragene straffe Kompression läßt sich ein so ausgedehnter Zustand von Lymphödemen weitgehend vermeiden

# 17. Die Kompression

Die wichtigste Therapie zur Behandlung venöser Beinleiden ist die Behebung der Beinödeme durch eine gute Kompression mit einem Verband, einem entsprechend straffen Gummistrumpf oder, bei starken Ödemen, mit der Kombination Gummistrumpf und darüber gewickelte Binden.

Der Verband soll so straff gewickelt sein, daß die Zehen in der Ruhe leicht blau anlaufen. Diese Verfärbung verschwindet aber sofort, wenn der Patient einige Schritte macht.

Ist der Verband richtig angelegt, so kann er die venöse Zirkulation bis um das Fünffache beschleunigen, was experimentelle Untersuchungen eindrücklich darlegen konnten. Dadurch gelingt es regelmäßig, meistens schon in einem Tag, venöse Beinschwellungen zum Verschwinden zu bringen.

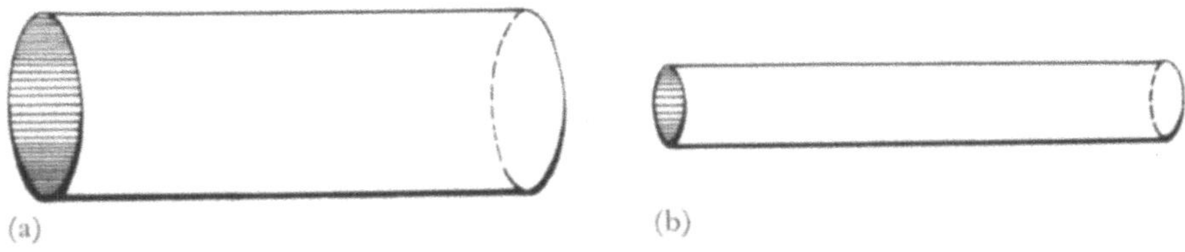



Abb. 92a u. b. Zirkulationsanregende Wirkung eines Kompressionsdruckes auf normale Beine. (a) Keine Kompression, Venendurchmesser 1,84 cm. Geschwindigkeit des Blutstromes 0,5 cm/sec. (b) 15 mm Hg Kompressionsdruck auf dem Unterschenkel, Venendurchmesser 0,82 cm. Geschwindigkeit des Blutstromes 2,5 cm/sec

Der Kompressionsverband ist ein uraltes Mittel im Kampf gegen venös erkrankte Beine. Er ist auch heute noch nicht durch ebenso gute andere Mittel (Medikamente) überholt. Mit einem genügend straff angelegten Kompressionsverband ist es möglich, jedes venös bedingte Ulcus, aber auch die meisten Beinulzerationen aus anderer Ursache zum Heilen zu bringen.

Wenn auch das Prinzip dieser Therapie alt ist, so ist sie doch in ihren Einzelheiten (Einfachheit des Anlegens durch den Patienten selbst, Bindenmaterial, Straffheit der Kompression, täglicher Verbandwechsel, Möglichkeit der Verwendung eines Gummistrumpfes mit genügender Wirkung) neu und bedeutend besser als früher. Mit den früher oft gebrauchten Idealbinden, welche ihre ursprüngliche Elastizität sehr bald verlieren, konnte eine genügende Wirkung kaum erzielt werden. Auch mit den gummihaltigen elastischen Binden ist es dem Patienten nur bei großer Übung und einer gewissen Geschicklichkeit möglich, den Verband selbst genügend straff und doch nicht zu eng anzulegen, so daß er die arterielle Zirkulation nicht unterbindet. Mit den durch die Internationale Verbandstoff-Fabrik Schaffhausen hergestellten nylonhaltigen Rhena-Varidress-Binden[1] gelingt das Anlegen eines kräftigen Verbandes viel besser. Die Binden sind auch um ein Mehrfaches haltbarer als gewöhnliche Ideal-Binden und sind nach jeder Wäsche wieder erneut elastisch.

---

[1] In Deutschland erhältlich bei: Kreussler & Co., Chemische Fabrik, Wiesbaden-Biebrich. In Deutschland auch „Durelast", Lohmann KG, Fahr/Rhein. In Frankreich „Somos mousse", Etablissements Textiles, Pfetterhouse (Haut-Rhin).

Es ist wichtig, einen solchen Verband einfach und doch mit genügender Wirkung anzulegen. Man braucht dazu nie einen komplizierten Bindenverlauf oder Umschlagtouren, wie das bei allen übrigen Verbänden mit Gaze gemacht wird und dort auch nötig ist. Wenn der Verband einfach gewickelt und gezeigt wird, gelingt es auch dem Ungeübten, ihn schon nach den ersten Versuchen genügend wirksam anzulegen. Besonders bei großen, stark fließenden Ulcera cruris ist es nicht möglich, einen Verband länger als 1—2 Tage liegen zu lassen, da er sonst vollkommen durchnäßt ist.

Vom Anlegen eines Zinkleimverbandes und überhaupt eines Verbandes, der länger als einen Tag liegen bleibt, sind wir daher, mit gewissen Ausnahmen (oberflächliche und tiefe Thrombose), abgekommen, obwohl er noch von vielen Ärzten empfohlen wird. Er mag zwar auch eine gute Wirkung auf Beinleiden haben, wie jeder einigermaßen genügend angelegte Kompressionsverband. Seine Wirkung wird aber um ein Mehrfaches übertroffen von einem täglich erneut straff angelegten Varidress-Bindenverband. Mit diesen Binden kann der Patient selber einbinden und so auch ein Ulcus täglich reinigen und den Verband für die Nacht im Bett wegnehmen. Wenn er den Verband jeden Morgen selbst (oder in Ausnahmefällen durch eines seiner Familienangehörigen bzw. eine Hilfsperson) wieder anlegt, dann ist dies viel wirksamer als ein Zinkleim- oder ein anderer Dauerverband, der Tag und Nacht dieselbe Kompression ausübt, weil doch jedes Bein am Morgen, nach der Bettruhe, 1—3 cm weniger Umfang hat als am Abend, nach ganztägiger Arbeit.

Von Patienten wird man häufig gefragt, ob es für das Bein nicht schädlich sei, wenn es durch den Verband mehrfach überdeckt und von der Luft abgeschlossen werde und die Haut so nicht atmen könne. Dem ist zu entgegnen, daß sowohl die Varidress-Binden wie das oft angewandte Porelast oder Panelast luftdurchlässig sind und deshalb die Haut atmen lassen. Ferner wird ja der Verband jede Nacht abgenommen und erst am Morgen, beim Aufstehen wieder frisch angelegt. Das Bein bekommt also viel mehr Luft als z. B. bei einem Zinkleim-Verband, der lange liegen bleibt.

# 18. Anlegen des Kompressionsverbandes

## Am Unterschenkel

Damit ein Kompressionsverband wirksam ist, werden für den Unterschenkel zwei 5 m lange Binden, 8 und 10 cm breit, benötigt. Wir haben mit den nylon-elastischen Rhena-Varidress-Binden die besten Erfahrungen gemacht. Sie sind bei richtiger Behandlung (nicht heiß waschen, niemals plätten!) viel wirksamer und um das 2—5fache dauerhafter als gewöhnliche Ideal-Binden oder gummihaltige Binden und ermöglichen auch dem Ungeübten das Einbinden. Nach richtigem Waschen (nicht über 60°) sind sie jeweils wieder besser elastisch. Eine solche Binde kann bei täglichem Gebrauch viele Monate oder sogar Jahre halten.

Man beginnt den Verband am Mittelfuß mit der 8 cm breiten Binde. Diese wird unter kräftigem Zug in Rechtwinkelstellung des Fuß- und Kniegelenkes so straff angelegt, daß die arterielle Blutzufuhr gerade noch erhalten bleibt. Der Druck des Verbandes ist dann richtig dosiert, wenn in Ruhe eine leichte Blauverfärbung der Zehen eintritt, die bei Bewegung sofort wieder verschwindet. Mit dieser ersten, 8 cm breiten Binde werden Fuß und Fußgelenk von den Zehen bis zum Waden-ansatz eingebunden, wobei sich die einzelnen Touren, bis die ganze 5 m lange Binde aufgebraucht ist, mehrfach überdecken. Mit der ersten Binde sollte nie höher hinauf gewickelt werden als bis zum Wadenansatz. Von hier aus fährt man mit einer zweiten, 10 cm breiten, bei dicken Beinen 12 cm breiten und 5 m langen Binde weiter und bindet bis zur Kniekehle, indem man der sich abrollenden Binde ohne Zwang folgt und dabei jede Tour kräftig anzieht. Auf diese Weise bedeckt die Binde den Unterschenkel infolge seiner anatomischen Form in Achtertouren an jeder Stelle 4—5mal.

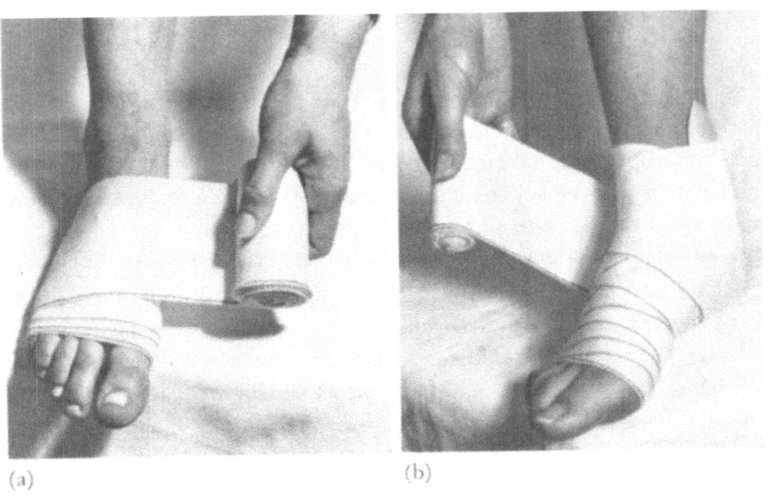



Abb. 93. (a) Beginn des Varidress-Bindenverbandes über dem Ballen. (b) Anlegen der ersten, 8 cm breiten elastischen Varidreßbinde, mit Schaumgummi-Unterlage auf dem Ulcus in der Gegend des inneren Knöchels

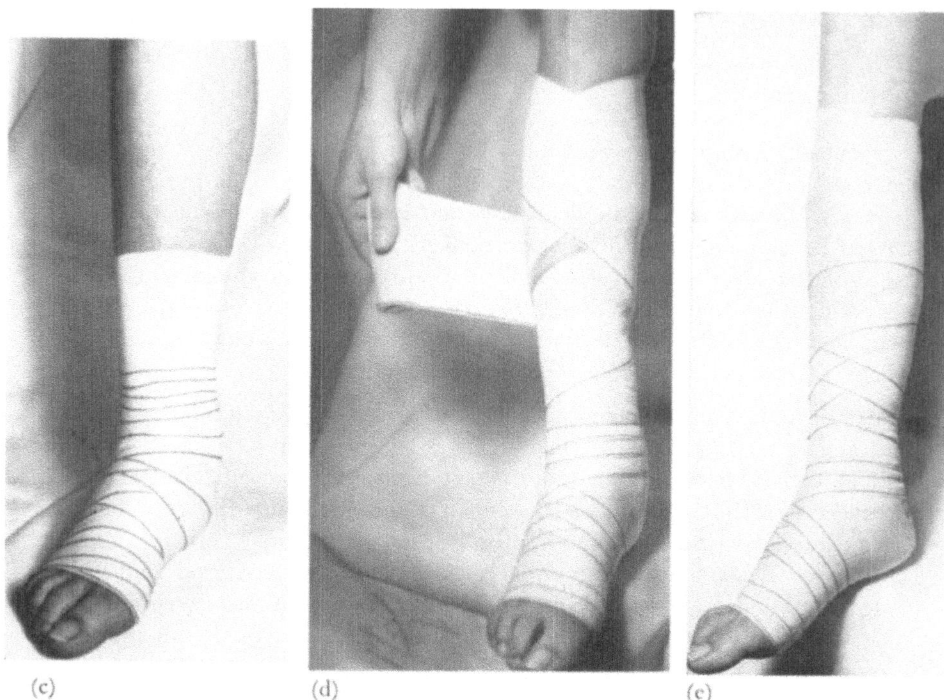

(c)          (d)          (e)

Abb. 93. (c) Die erste Binde wird über dem Fußrücken beginnend so angelegt, daß sie vom Fuß über das Fußgelenk zur Fessel und 3—4mal wieder zurück zum Fuß läuft. Sie soll nicht höher als bis zum Ansatz der Wade gewickelt werden. (d) Vom Wadenansatz weg wird die zweite, 10 cm breite Varidreßbinde unter gleichmäßigem Zug so angelegt, daß man der sich abrollenden Binde ohne Zwang folgt und die beiden Kanten immer gleich stark anzieht. (e) So abgewickelt deckt die obere Binde den Unterschenkel in Achtertouren an jeder Stelle 4—5mal

Beide Bindenkanten müssen beim Binden gleich stark angezogen werden, da sonst Schnürfurchen entstehen, der Unterschenkel ungleichmäßig bedeckt und die Binde einseitig verzogen wird. Am besten wird die Binde direkt am Bein abgerollt, dann entsteht von selbst der richtige Bindenverlauf. Umschlagtouren sind am Unterschenkel nicht nötig. Die einzelnen Touren halten sich gegenseitig, so daß der Verband, am Morgen angelegt, auch bei strenger Arbeit bis zum Abend nicht rutscht.

Bei Varizen und Geschwüren am Unterschenkel genügt es, bis unters Knie einzubinden. Wenn aber Verödungsinjektionen in der oberen Hälfte des Unterschenkels oder in der Kniegelenkgegend vorgenommen wurden, dann muß zusätzlich noch der Oberschenkel eingebunden werden. Der Verband wird am Abend, vor dem Schlafengehen, weggenommen. Sind dann noch Ödeme vorhanden, welche man mit einem Fingerdruck leicht nachweisen kann (s. Abb. 9 u. 10, S. 10 u. 11) so wurde zu wenig straff eingebunden und es muß in Zukunft noch straffer gewickelt werden.

*Ulzerationen* werden am Abend, beim Wegnehmen des Verbandes — wenn nötig auch am Morgen —, gereinigt (s. S. 60). Salbenreste und Krusten auf der Wunde

116

und deren Umgebung müssen vollständig entfernt werden, was am besten mit Wundbenzin geschieht. Es ist für den Patienten wichtig, Wundbenzin zur Reinigung des Ulcus zur Verfügung zu haben, weil damit die meist verschmutzte Wunde am besten ohne Verursachung von Schmerzen gereinigt werden kann. Dann wird das Geschwür mit einer weichen Zinkpaste (Pasta Zinci mollis) oder Cold-Crème-Zinkpaste oder manchmal auch nur mit einer mit gewöhnlichem Leitungswasser befeuchteten Gazekompresse bedeckt.

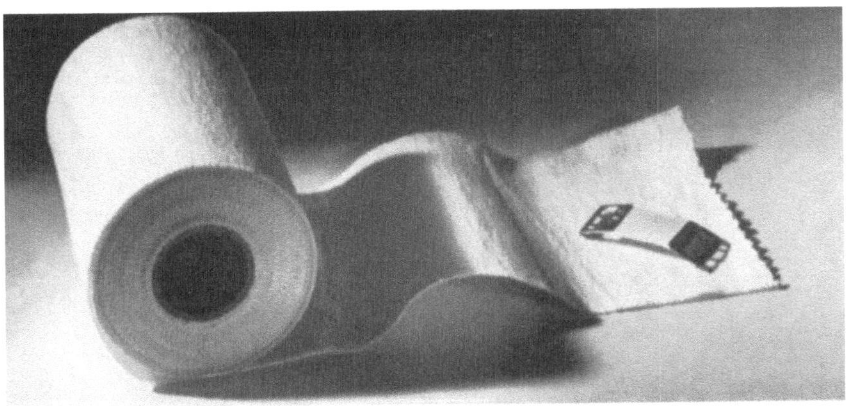

Abb. 94. Rhena-Varidreß, dauerelastische Idealbinde mit Nylon-Kräuselgarn gewährleistet eine bessere, ausgeglichenere Kompression infolge größerer Dehnbarkeit und besserer Spannkraft. Haltbarkeit länger als die gummihaltiger Binden

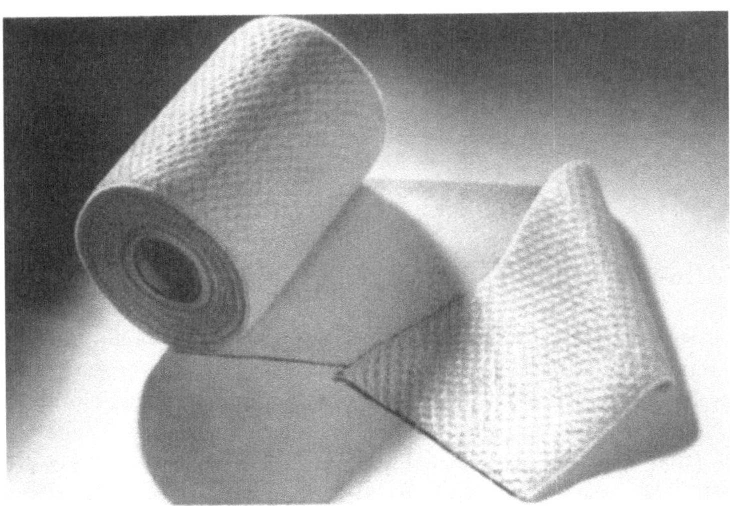

Abb. 95. Porelast-Pflasterbinde[1]. Porös aufgetragene Klebeschicht, daher luftdurchlässig und weniger Hautreizungen verursachend

---

[1] In Deutschland: Lohmann KG, Fahr/Rhein. In der Schweiz: Lohmann GmbH., CH-6010 Kriens, Internat. Verbandstoff-Fabrik Schaffhausen, CH 8212 Neuhausen a/Rheinfall.

117

Für die Nacht wird das Geschwür mit einem einfachen und locker angelegten Gazeverband bedeckt, um ein Beschmutzen der Wäsche zu vermeiden. Am Morgen, vor dem Aufstehen, wird erneut wieder sehr straff gewickelt.

Bei *Thrombose* muß der *Verband auch nachts getragen* werden. In diesem Fall wird von den Zehen an durch den Arzt oder geschultes Personal ein *Klebebinden-Verband* (Porelast oder Panelast, Lohmann KG Fahr/Rhein; in der Schweiz: Internat. Verbandstoff-Fabrik Schaffhausen, CH-8212 Neuhausen a/Rheinfall) angelegt, dessen Druck auch des Nachts ausgehalten werden kann und der einige Tage liegen bleibt. Dieser Verband ist aber zum Aufstehen und Umhergehen nicht genügend straff. Daher muß der Patient *jeden Morgen über den Porelast-Verband einen gewöhnlichen straffen Bindenverband mit Varidress-Binden wickeln.*

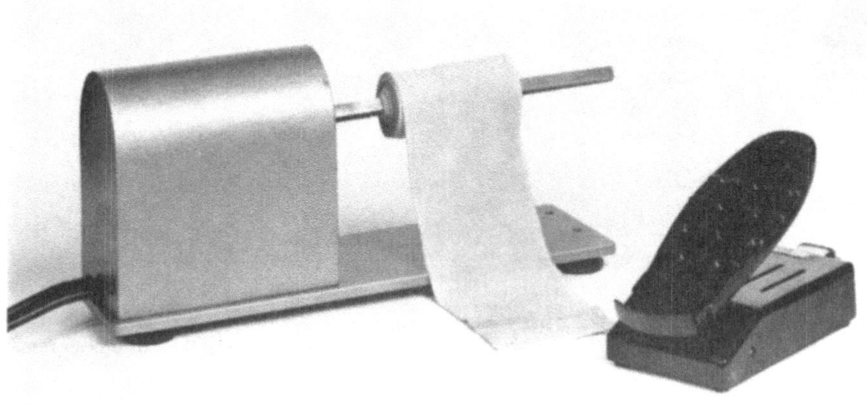

Abb. 96. Bindenwickelmaschine, wie sie mit großem Vorteil in einer Varizen- und Thrombosepraxis verwendet wird. Damit kann das Aufrollen der Binden mehrfach rascher und vor allem auch besser besorgt werden als von Hand. Die Maschine kann mittels eines Fußkontaktes je nach Bedarf verschieden rasch beschleunigt werden. Die Rotationskraft ist so eingestellt, daß die Geschwindigkeit der Maschine durch Zug an der Binde jederzeit reguliert werden kann. Hersteller: SAR Arthur Schlaginhaufen, Ing. CH-4852 Rothrist


## Varico-Schaumgummiunterlagen

Bei Ulcus cruris und Thrombosen, wo eine besonders kräftige Kompression und pumpende Wirkung des Verbandes wünschenswert ist, um den venösen Kreislauf zu beschleunigen, leisten die Varico-Schaumgummiunterlagen (Internat. Verbandstoff-Fabrik, Schaffhausen) ausgezeichnete Dienste. Besonders helfen sie (Größe 0—1) die Höhlung zwischen Knöchel und Ferse zu komprimieren. Das ist mit der Binde allein nicht so gut möglich, ist aber vor allem bei den an dieser Stelle so häufigen Geschwüren sehr wichtig. Die Varico-Unterlagen wirken bei Bewegung, hauptsächlich beim Gehen, wie ein pumpendes Herz und fördern so die Zirkulation. Sie sind in verschiedenen Formen und Größen (s. Abb. 97) erhältlich und erleichtern ein wirksames Einbinden. Die Größe des Schaumgummis wird so gewählt, daß er das Ulcus allseitig um mindestens 5 cm überragt.

Bei ekzematösen Hautveränderungen und bei Ulcus cruris ist darauf zu achten, daß der Gummi nicht direkt auf die Haut zu liegen kommt. Als Abdeckung der wunden Stelle dient hier Zellstoffwatte und eine Gazekompresse. Darauf wird die Varico-Unterlage gelegt (s. Abb. 99a u. b) und mit den kräftigen Bindentouren des gewöhnlichen Kompressionsverbandes festgehalten (s. Abb. 99 c).

Die Wirkung des Varicos kann man sich folgendermaßen vorstellen: Wenn die Muskeln sich anspannen, übt der Schaumgummi, der durch die darüber angelegten Binden festgehalten wird und deshalb nicht nach außen ausweichen kann, einen

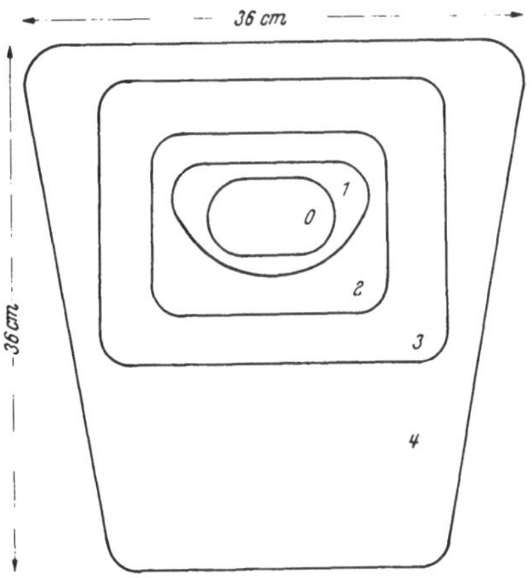

Abb. 97. Die Formen 0—4 des Varico-rubber-heart Schaumgummis, die je nach Größe des Ulcus angelegt, dessen Heilung unter dem Kompressionsverband wesentlich beschleunigen

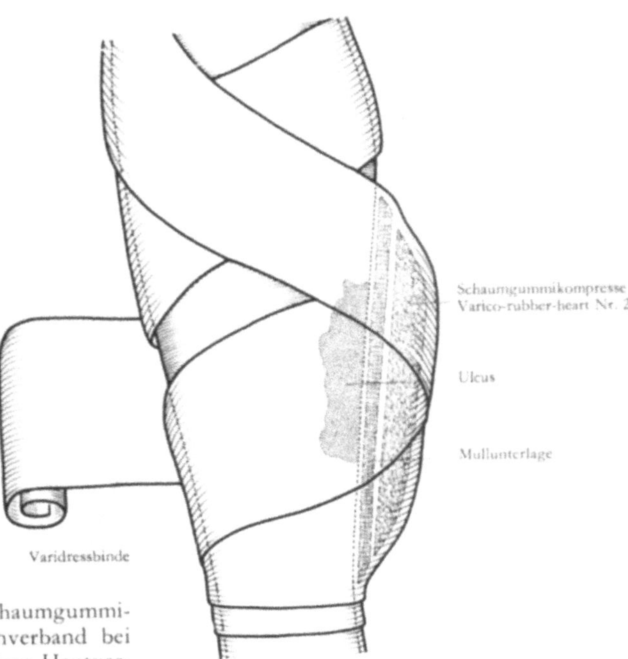


Abb. 98 Gebrauch des Schaumgummi-polsters unter dem Bindenverband bei Ulcus cruris und ekzematösen Hautver-änderungen (s. Text S. 118 ff)

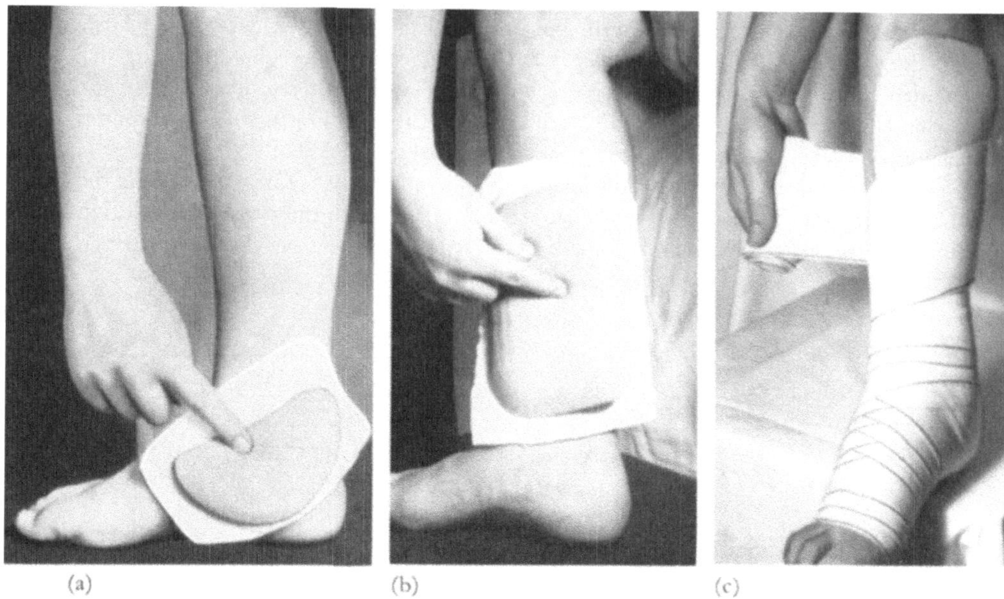

Abb. 99a—c. Anlegen des Schaumgummis über einer Mullunterlage und unter dem Varidress-Bindenverband

ständigen elastischen und doch sanften Druck auf die venösen Kapillaren aus. Bei Erschlaffung der Muskulatur verhindert der Druck des Varicos die Stase in den Gefäßen. Er wirkt also wie ein pumpendes Herz und fördert so die Zirkulation. Nach Abnahme eines Schaumgummiverbandes ist die Stelle, die vom Varico bedeckt war, vollkommen *ödemfrei*. Dies ist der Grund, weshalb Ulzerationen unter einem Varico-Schaumgummiverband rascher heilen.

**Am Oberschenkel**

Bei Varizen, Beingeschwüren oder Thrombosen in der Kniegelenkgegend oder am Oberschenkel muß auch hier bis zur Leiste eingebunden werden. Ein Klebeverband hält hier besser. Am Oberschenkel wird vom Arzt oder seiner Gehilfin ein Porelastverband, um das Knie das längs- und querelastische Panelast angelegt. Aufgabe des Patienten ist es auch hier, am Morgen beim Aufstehen über diese Klebebinden noch einen straffen Verband mit Rhena-Varidress-Binden anzulegen, wobei ebenfalls kräftig angezogen werden soll. Die Varidress-Binden, die infolge der konischen Form des Oberschenkels auf der bloßen Haut rutschen würden, halten über dem Klebeverband besser. Man kommt aber hier meist nicht ohne Umschlagtouren aus. Bei empfindlicher Haut, die auch das Porelast nicht verträgt, wird am Oberschenkel eine Varico-Schaumgummiplatte (z. B. Nr. 4) direkt auf die Haut gelegt und die

120

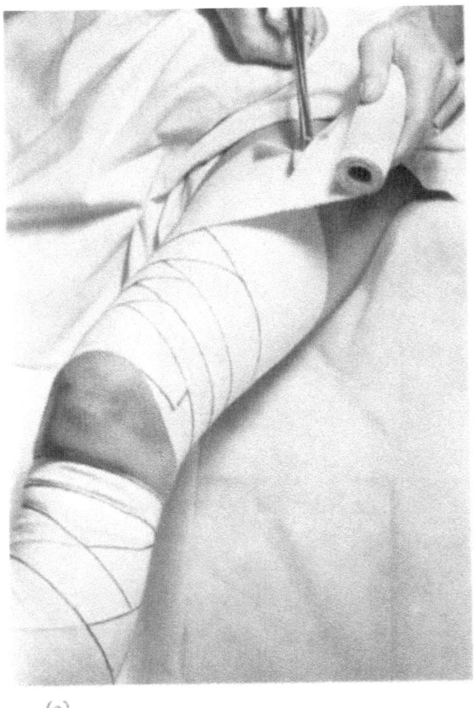
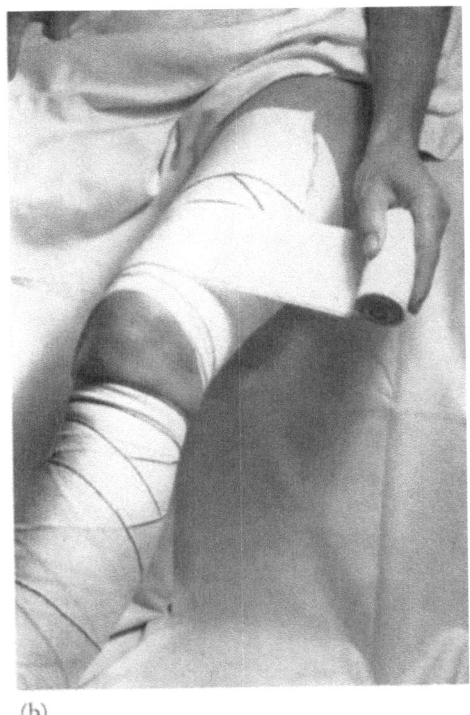

(a)                         (b)

Abb. 100. (a) Anlegen des Kompressionsverbandes am Oberschenkel. Das Porelast wird nach jeder Tour abgeschnitten. (b) Über den Porelastverband wird die elastische Binde gewickelt, die jetzt weniger rutscht als auf der bloßen Haut

Varidress-Binde darüber gewickelt. Der Schaumgummi saugt sich dann an der Haut fest, so daß der Verband auch bei stark konischer Form des Beines hält.

Die Varidress-Binden, oft auch der Klebeverband, können am Oberschenkel durch *Venopren*-Binden[1] ersetzt werden. Die Venopren-Binden bestehen aus schaumgummiähnlichem Kunststoff, der, ohne Klebestoff zu enthalten, auch am Oberschenkel haftet und nicht hinunterrutscht. Diese Venopren-Schaumstoffbinde ist nach allen Richtungen (dreidimensional) dehnbar und läßt sich daher außerordentlich gut jeder Oberschenkelkontur anpassen. Dieser Schaumstoff ist im Vergleich zu dem bis jetzt verfügbaren natürlichen Schaumgummi viel solider und zugfester und läßt sich nur mit so starker Zugkraft zerreißen, wie sie beim Anlegen einer Venopren-Binde nicht nötig ist. Diese Venopren-Binde kann vom Patienten jeden Abend beim Zubettgehen wie die Varidress-Binde weggenommen und am Morgen wieder angelegt werden. Sie kann auch über einem Porelastverband angelegt werden (s. Abb. 101 b).

---

[1] Durch E. N. Casparis, Arzt- und Spitalbedarf, Lerchenstraße 19, 8045 Zürich 45. In Deutschland: Autosana-Binden, durch Kreussler & Co., Wiesbaden-Biebrich.

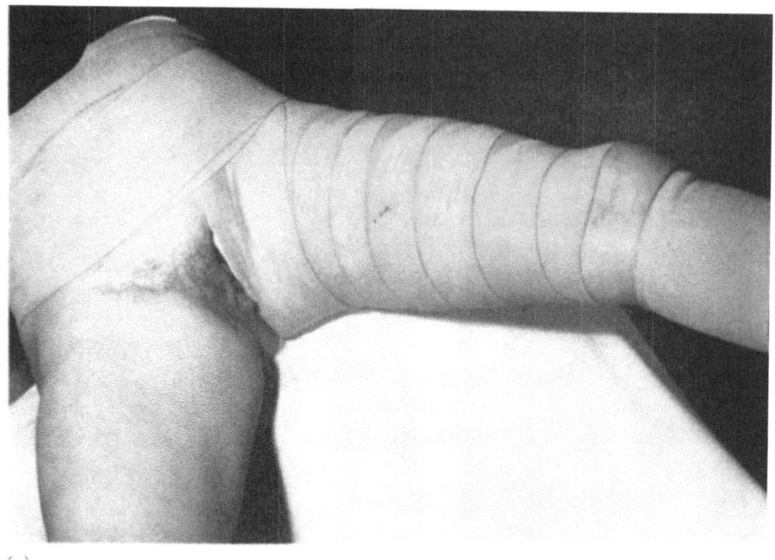

(a)

(b)

Abb. 101. (a) Anlegen eines Kompressionsverbandes am Unterschenkel, Oberschenkel und Bauch, unter Bedeckung der einen Hälfte der Vulva (z. B. bei Thrombosen von Vulva-varizen oder bei Varizeninjektion an Vulva- oder Bauchvarizen). Bei beidseitiger Varikosis wird der Verband beidseitig in dieser Weise angelegt. (b) Zur Verstärkung der Kompres-sion am Oberschenkel wird über den Porelastverband die Venopren-Binde gewickelt. Sie kann aber auch ohne Porelast am Oberschenkel gebraucht werden

122

Abb. 102. Nach Verödungstherapie am Oberschenkel kann dieser
am besten mit den Autosana- oder
Venopren-Schaumstoffbinden
komprimiert werden, besonders
dann, wenn die Haut auf Porelast
empfindlich ist. Die Schaumstoff-
binde hat den Vorteil, in jeder
Richtung zügig zu sein und sich
jeder Kontur anzupassen. Sie haftet auf der Haut des konischen
Oberschenkels fest und rutscht
beinahe ebensowenig wie eine
Klebebinde. Wenn nur am Oberschenkel behandelt ist, muß auch
der Unterschenkel von den Zehen-
grundgelenken an eingebunden
werden

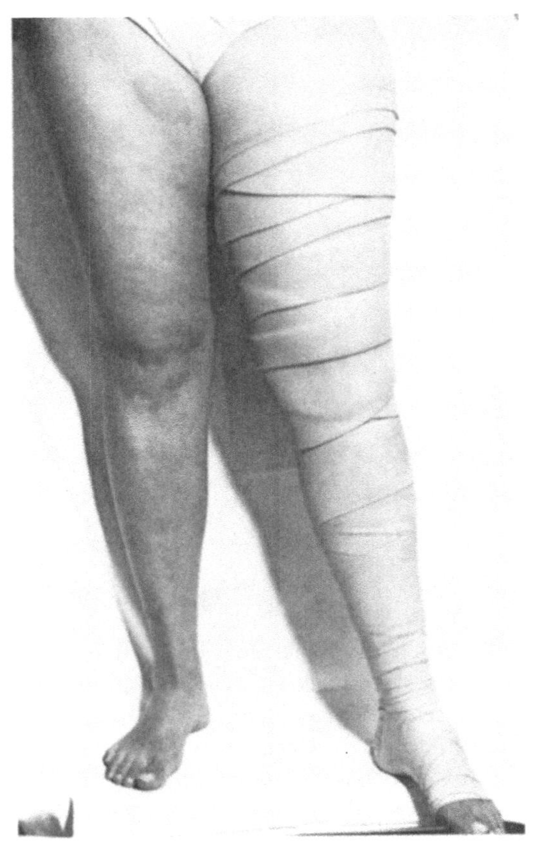

# 19. Kompressionsstrümpfe

Weibliche Patienten schrecken oft vor einem Kompressionsverband zurück, da
er unter dem dünnen Strumpf sichtbar ist und das Bein dicker erscheinen läßt.
Wenn auch mit den hautfarbenen Rhena Varidress-Binden ein Kompressionsverband
viel weniger auffällt als mit gewöhnlichen weißen Binden, kann er doch nur beim
Tragen sehr dicker Strümpfe ganz unsichtbar gemacht werden. Wenn daher in
vielen Fällen einige Tage nach der Behandlung oder manchmal schon am Tage
darauf der Verband durch einen guten Kompressionsstrumpf ersetzt werden kann,
bedeutet das besonders in kosmetischer Hinsicht für viele Frauen eine Erleichterung.
Dabei muß der Strumpf allerdings genügend und am richtigen Ort komprimieren
(er muß also in der Knöchelgegend dichter gewirkt sein als in der Wadengegend und
unter dem Knie). Ein oben und unten gleich stark gewirkter Strumpf übt besonders
im Sitzen in der Kniegegend eine stark komprimierende Wirkung aus, was in der
Knöchelgegend, also dort, wo die Zirkulation am meisten gefördert werden sollte,
zu einer Stauung führt. Ein solcher Kompressionsstrumpf schadet mehr als er nützt.
Dies ist der Grund, weshalb wir früher von dem Tragen eines Kompressions-
strumpfes stets abgeraten haben, weil kranke Beine auch unter dem besten Kompressionsstrumpf nie ganz ödemfrei waren.

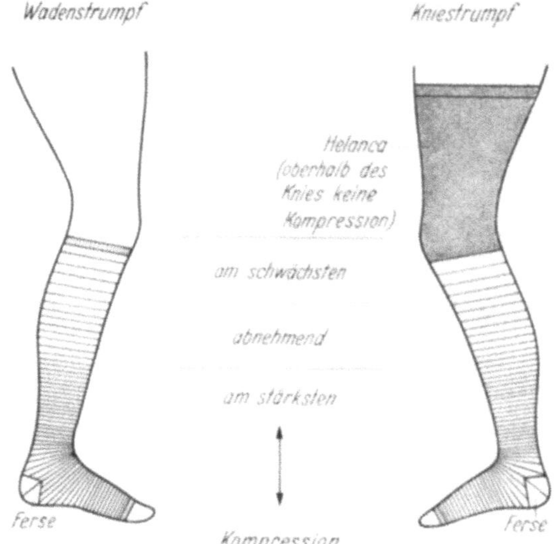



Abb. 103. Durch den Kompressionsstrumpf ausgeübter Druck. Er ist am stärksten um die Knöchelgegend und oberhalb derselben, wo sich die meisten Ulzerationen bilden, nimmt in der Wadengegend langsam ab und ist unter dem Kniegelenk am schwächsten. Falls am Knie und am Oberschenkel ebenfalls Varizen vorhanden sind, werden auch Knie und Oberschenkel mit einem bis zur Leiste reichenden Strumpf komprimiert

Dagegen wird der Druck eines richtig gearbeiteten Strumpfes (Venofit[1], Sigvaris[2]) gegen das Knie hin allmählich schwächer. Er übt zwar meist einen nicht ebenso starken Druck aus wie ein gut angelegter Kompressionsverband, doch ist die Art seiner Kompression ähnlich wie bei einem Verband, indem der stärkste Druck in der Knöchelgegend und unmittelbar darüber ausgeübt wird.

Ein Kompressionsstrumpf ist dann gut wirksam, wenn nach ganztägigem Tragen am Abend die Beinödeme, besonders um den Knöchel, verschwunden sind. Dort ist wegen der weitesten Entfernung vom Herzen der venöse Druck beim stehenden Patienten am größten und es entstehen deshalb an dieser Stelle bei krankem Venensystem Ödeme und in der Folge Beingeschwüre. Bei jeder Kompression ist daher besonders darauf zu achten, daß damit die Ödeme in der Knöchelgegend beseitigt werden. Eine Messung des Kompressionsdruckes kann dem Arzt, aber auch der Schwester, gute Anhaltspunkte über den richtigen Sitz des Strumpfes geben (Abschnitt 20).

Mit einem guten Kompressionsstrumpf soll der Druck um den Knöchel höher sein als in der Wadengegend und unterhalb des Knies. Damit gelingt es nun, die Knöchelgegend ödemfrei zu halten und so die immer wieder auftretenden, dort lokalisierten Beingeschwüre zu vermeiden oder nach Heilung geschlossen zu erhalten, d. h. Rezidive zu verhüten.

In Spitälern wird immer wieder mit gutem Erfolg versucht, vor, während und nach Operationen (und Geburten) mit Verbänden *Thrombosen* vorzubeugen. Wenn eine ähnliche Kompression mit Kompressionsstrümpfen gelingt, ist das für Arzt und Patient wesentlich einfacher und rascher durchführbar. Das kann aber nur mit einem Kompressionsstrumpf gelingen, dessen Druck richtig verteilt ist.

---

[1] Kundt & Co. AG., Textil-Elastic, CH-8353 Elgg. Deutschland: Kundt & Co, OHG, D-7766 Gaienhofen 2. Österreich: Kundt & Co, A-6973 Höchst.
[2] Ganzoni & Cie. AG, CH-9014 St. Gallen. Deutschland: Ganzoni GmbH, D-894 Memmingen. Österreich: Sigvaris GmbH, A-1020 Wien. Frankreich: Ganzoni & Cie SA, F-68304 Saint-Louis.

Ein Kompressionsstrumpf sollte immer durch den Arzt oder geschultes Personal angepaßt werden. Der Patient würde ihn mit großer Wahrscheinlichkeit zu locker wählen und dann keinen Nutzen davon haben. Er kann auch nicht wissen, wo und wie der Strumpf oder Verband am meisten komprimieren soll, um wirksam zu sein. So wird der Strumpf auch von Bandage-Geschäften erfahrungsgemäß meist zu locker und zu schwach abgegeben.

Der Strumpf soll vor dem Aufstehen, wenn das Bein abgeschwollen ist, angezogen werden. Da er eine starke Kompression ausübt, ist er für ältere oder behinderte Patienten manchmal etwas schwer anzuziehen. Um das Anziehen zu erleichtern, wird ein Gleitsocken zusammen mit dem Strumpf geliefert, der vor dem Anziehen des Strumpfes über die Zehen und den Fuß bis zur Ferse gestreift wird. Damit gleitet der Strumpf viel besser über die Fußpartie. Nach dem Anziehen des Strumpfes kann der Socken entfernt werden sobald der Strumpf gut sitzt. Falls ein solcher Socken nicht vorhanden ist, kann auch vor dem Kompressionsstrumpf ein dünner Damenstrumpf (z. B. Nylonstrumpf) über das Bein gestreift und darüber dann der Kompressionsstrumpf gezogen werden. Der Nylonstrumpf bleibt dann allerdings unter dem Kompressionsstrumpf liegen, da er nicht mehr, wie der Socken, unter dem Strumpf hervorgezogen werden kann. Wichtig ist es, zum Anziehen der Kompressionsstrümpfe *Gummihandschuhe* (Haushalthandschuhe) anzuziehen. Man schont damit nicht nur den Strumpf; mit dem Gummihandschuh ist es besser möglich, den Strumpf hochzuziehen und richtig zu verteilen, weil das Strumpfgewebe am Gummihandschuh besser haftet als an der nackten Hand.

## 20. Messung des Kompressionsdruckes

Damit der Arzt, die Schwester oder das Geschäft, in dem der Kompressionsstrumpf gekauft wird, wissen, wie stark ein Kompressionsstrumpf drücken soll, um genügend wirksam zu sein, haben wir eine einfache, rasch durchführbare Meßmethode entwickelt[1]:

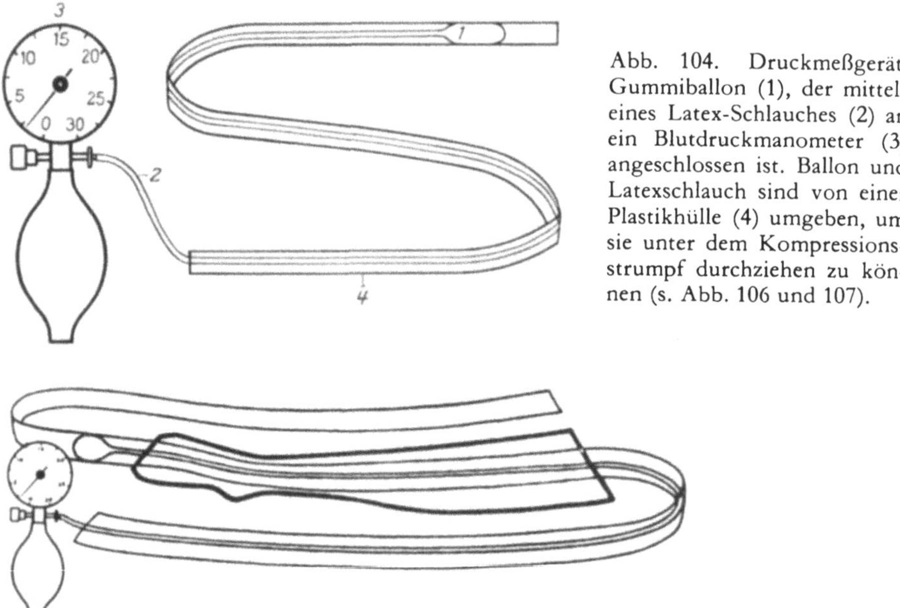


Abb. 104. Druckmeßgerät. Gummiballon (1), der mittels eines Latex-Schlauches (2) an ein Blutdruckmanometer (3) angeschlossen ist. Ballon und Latexschlauch sind von einer Plastikhülle (4) umgeben, um sie unter dem Kompressionsstrumpf durchziehen zu können (s. Abb. 106 und 107).

Abb. 105. Vor dem Anziehen wird der von der Plastikhülle umgebene Latexschlauch in den Strumpf gelegt. Der kleine Gummiballon wird auf 20 mm Hg aufgeblasen

Dadurch ist es in wenigen Minuten möglich, den durch den Strumpf ausgeübten Kompressionsdruck an beliebigen Orten und mit genügend großer Genauigkeit festzustellen, ohne jeweils den Kompressionsstrumpf frisch anzuziehen.

Die Meßwerte sind am höchsten um das Fußgelenk und unmittelbar darüber, also dort, wo infolge der stärksten Ödeme am häufigsten Ulzerationen entstehen. Sie betragen bei richtig gewählter Strumpfgröße und -stärke 120—160 mm Hg. Dieser Druck nimmt gegen die Wade und das Knie langsam ab, so daß er unterhalb des Knies nur noch 70 bis 100 mm Hg beträgt. Ist in Ausnahmefällen ein Strumpf, dessen komprimierender Teil auch den Oberschenkel umschließt, notwendig, so mißt man am Oberschenkel noch mittlere Werte von 60—70 mm Hg.

---

[1] „Sigg-Tester", Laubscher & Co. AG., Arzt- und Spitalbedarf, CH-4000 Basel, Rheinsprung 5.

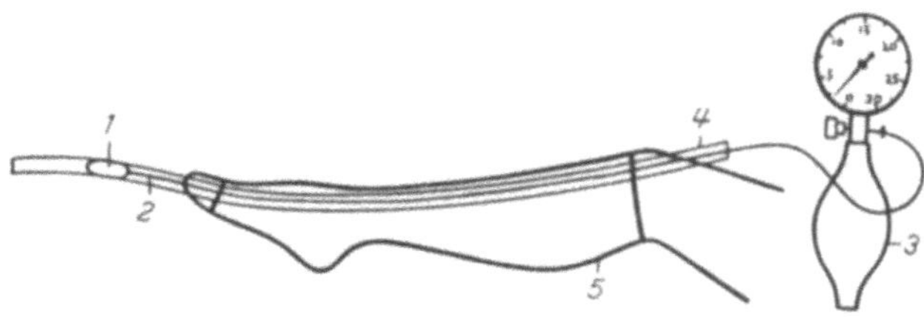

Abb. 106. Der Kompressionsstrumpf wird nun zusammen mit dem Gerät über das Bein gezogen. Der Schlauch kommt über die Tibiakante zu liegen

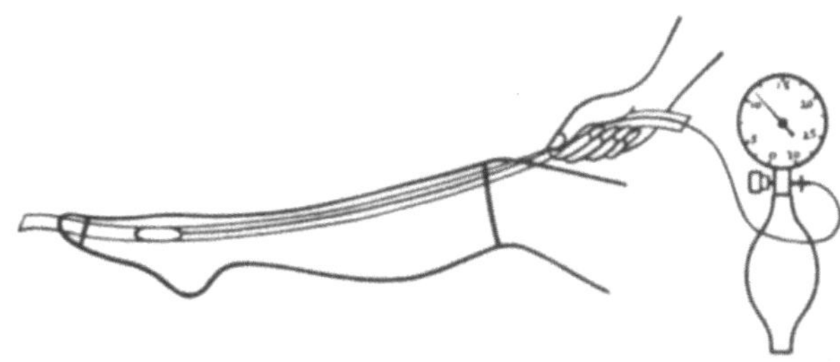

Abb. 107. Durch Zug am proximalen Ende der Plastikhülle wird der Ballon langsam unter dem Strumpf durchgezogen, wobei an jeder beliebigen Stelle der Druck des Strumpfes laufend abgelesen werden kann. Bei guter Qualität des Strumpfes sind die Maximalwerte über dem Rist 120—160, unterhalb des Kniegelenkes 70—100 [1]

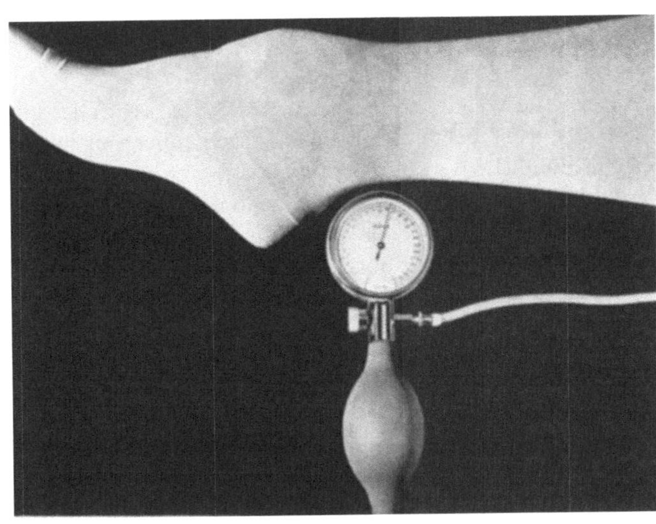

Abb. 108. Druckmessung unter dem Kompressionsstrumpf. Das Druckmeßgerät wird so eingelegt, daß Ballon und Latexschlauch, von der Plastikhülle umgeben, sich zwischen Kompressionsstrumpf und Bein befinden. Die Abbildung zeigt den Ballon an der am stärksten komprimierten Stelle über dem Fußgelenk. Der gemessene Druck beträgt hier 120 bis 160 mm Hg

---

[1] Siehe Farbtonfilm K. Sigg, „Einige Fälle venöser Beinerkrankungen und ihre Behandlung." Erhältlich bei Hormon-Chemie München, 8000 München 45, Postfach 101.

# 21. Allgemeine Verhaltungsmaßregeln

## Bewegung

Nicht genug kann betont werden, wie wichtig bei allen Beinleiden ausgiebige Bewegung ist. Ein Patient mit Ulzerationen oder Thrombosen soll nicht im Bett liegen, sondern muß sich mit komprimierten Beinen reichlich bewegen, ja, wenn immer möglich, seiner gewohnten Arbeit nachgehen. Dies ist auch bei intensiver körperlicher Arbeit möglich (Landwirt, Gärtner). Schwieriger wird es bei sitzender oder stehender Beschäftigung. Hier muß der Patient seine Arbeit bei schwerer Erkrankung unterbrechen, — aber nicht um sich ins Bett zu legen, sondern um sich *mehr* bewegen zu können. In leichteren Fällen kann auch bei sitzender oder stehender Beschäftigung eine regelmäßige Bewegung der Füße ohne Arbeitsunterbrechung eingeschaltet werden (auf den Zehen wippen, die Zehen ballen, den Fuß im Fußgelenk auf und ab bewegen), wodurch eine pumpende Wirkung auf die Venenzirkulation ausgeübt wird. Auch Temperaturen infolge Venenentzündung zwingen nicht zu Bettruhe. Sie lassen sich regelmäßig am ambulanten Patienten beseitigen, wenn das betreffende Bein sehr straff eingebunden wird und der Arzt sowohl bei tiefer wie bei oberflächlicher Thrombose eventuell Butazolidin als Injektion oder Suppositorien verabfolgt (s. Abschnitt 11 und 12). Ausgenommen sind natürlich solche Thrombosen, die mit einer anderen schweren Krankheit oder Verletzung (Oberschenkelfraktur, Wirbelsäulefraktur, Zustand nach schweren Operationen) einhergehen, die ein Aufstehen des Patienten unmöglich machen. Dann ist möglichst intensive Bewegung im Bett (Bett-Turnen usw.), besonders mit den Beinen und eventuell Fibrinolytika und Antikoagulantien, wichtig.

Der beste Weg zur Gesundheit ist der Fußweg. Dies gilt ganz besonders für die Gesundheit der Beine. Auch Beinleidende sollen mit gut eingebundenen Beinen so viel als möglich zu Fuß gehen, werktags wenigstens auf dem Weg zur Arbeit und, in der Freizeit, noch besser, durch Wald und Feld, auf nicht asphaltierten Fußwegen. Wenn der Zustand des Kranken dies nicht erlaubt, so soll wenigstens die Zirkulation der Beine immer wieder durch intensive Beinbewegungen angeregt werden.

## Richtiges Schuhwerk

Zum richtigen, ausgiebigen Gehen gehört ein dem Fuß entsprechendes Schuhwerk. Ganz besonders braucht der Beinleidende Schuhe, welche die Beweglichkeit der Füße nicht hemmen. In einem spitzen, hochabsätzigen Schuh kann der Fuß weder richtig abrollen, noch die großen und kleinen Gelenke von Fuß und Zehen natürlich bewegen.

Beim Barfußgehen, wie auch im flachen, normalen Schuh wird das Venenblut mit jedem Schritt infolge der Bewegung und Muskeltätigkeit aus der Fußsohle gepreßt und herzwärts gedrängt, was eine wichtige Förderung des Kreislaufs bedeutet. Deshalb haben Patienten mit Beinbeschwerden während und nach einem größeren Spaziergang weniger Beinödeme; oft gehen sogar gerade durch einen kräftigen Marsch Beinödeme besser zurück als während der nächtlichen Bettruhe.

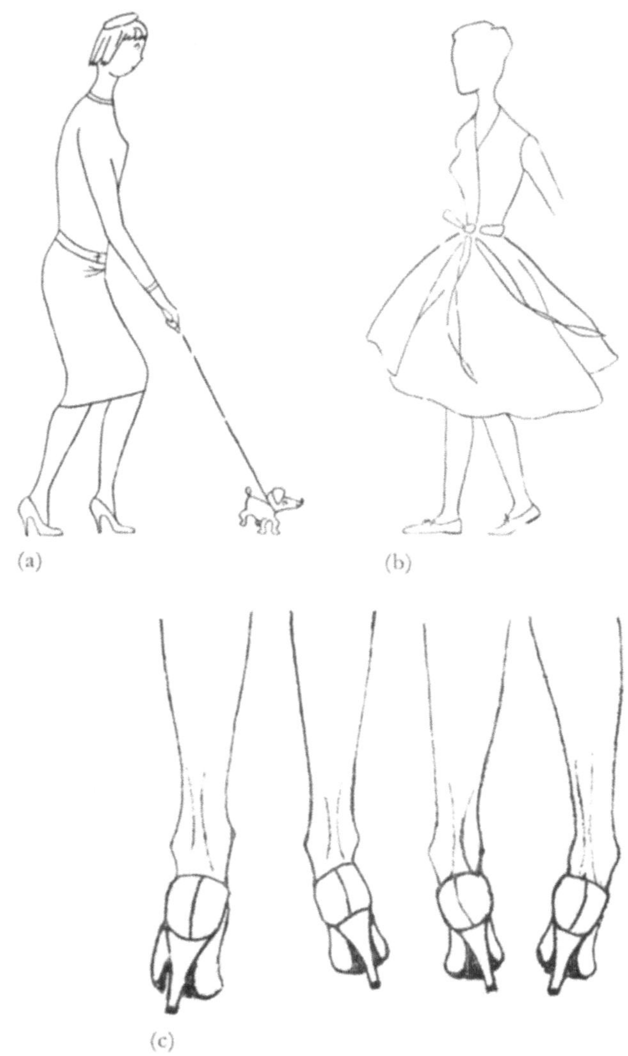



Abb. 109. (a) Mit kleinen trippelnden Schritten, wie auf Eiern watschelnd, sich mit jedem Schritt Mühe gebend, um auf ihren hohen Absätzen nicht seitlich abzuknicken, die Knie in Beugestellung, das Becken unphysiologisch nach hinten hinausstehend, so geht die Frau auf hohen Absätzen, wenn sie nach wenigen Schritten bereits ermüdet ist. (b) Frei und ungehemmt, mit aufrechter Körperhaltung, geht die Frau in flachen Schuhen, mit normalem oder keinem Absatz. (c) So stolziert die Frau auf hohen Absätzen. Selbst auf noch so guter Straße kippen ihre Füße in 80% der Fälle nach außen oder innen um

Im Modeschuh, hingegen, ist eine ausgiebige Bewegung nicht möglich. Durch den hohen Absatz wird die richtige Auf- und Abbewegung des Fußgelenkes stark eingeschränkt, wodurch eine rhythmische Anspannung und Erschlaffung der Wadenmuskeln unmöglich wird. An ihre Stelle tritt eine dauernde Verkrampfung der Muskulatur.

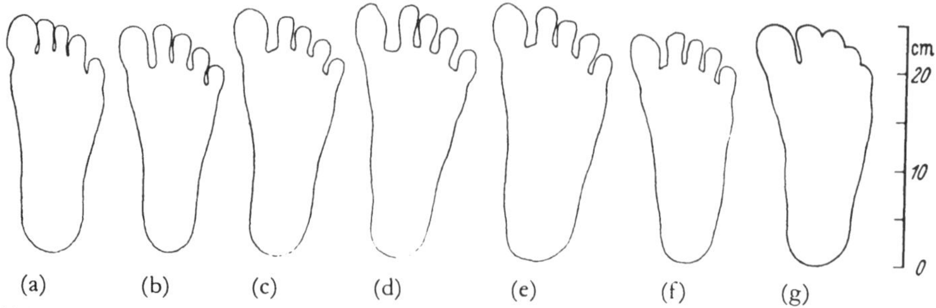



Abb. 110a—g. Fußumrisse verschiedener Volksstämme, die barfuß gehen. (a) Träger aus Nepal, 20jährig. (b) 16jähriger Malaie (Nord-Sumatra). (c) Protomalaie, 21jährig (Niederländisch-Ostindien). (d) Küstenpapua (West-Neuguinea). (e) Küstenpapua, 35jährig (Britisch-Südost-Guinea). (f) Gebirgsstamm von Holländisch-West-Neuguinea. (g) 43jähriger Träger (Paiwan, China). (Umrisse aufgenommen von Prof. A. HEIM, 1941). Bei all diesen Naturvölkern gehen die Zehen vorn leicht fächerförmig auseinander, und zwischen den Zehen bleibt, trotz gut entwickelter Muskulatur, ein deutlicher Zwischenraum, der sich besonders beim Abrollen des Fußes noch vergrößert. Diese Fußformen entsprechen weitgehend der Form unserer Kinderfüße nach der Geburt

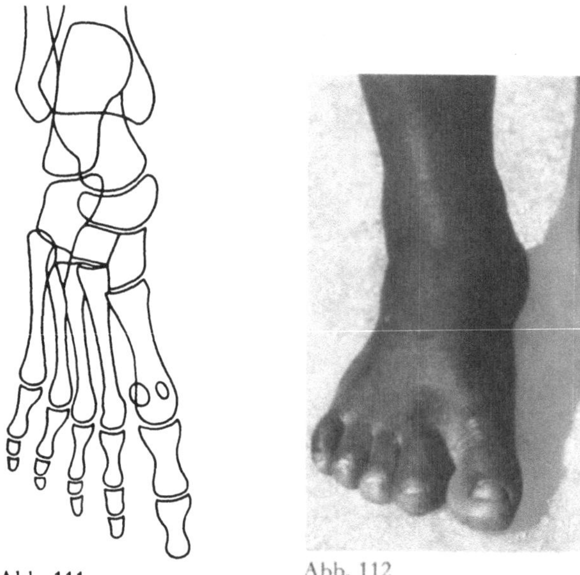

Abb. 111

Abb. 112

Abb. 111. Normales Fußskelett einer jungen Negerin

Abb. 112. Normale Fußform bei einem Kongo-Neger. Die Großzehen sind leicht nach median abgebogen

Bei barfußgehenden Volksstämmen gibt es weniger Krampfadern. Barfußgänger haben auch nie schiefe Großzehen (Hallux valgus) oder gar Hühneraugen. Die Zehen ihrer Füße gehen leicht fächerförmig auseinander und sind einzeln beweglich. Von der Ferse zur Großzehenspitze läßt sich eine gerade Linie ziehen, ohne daß der Ballen überschnitten wird.

Auch die Füße unserer Kinder haben diese Form, bevor sie durch das Schuhwerk verdorben werden.

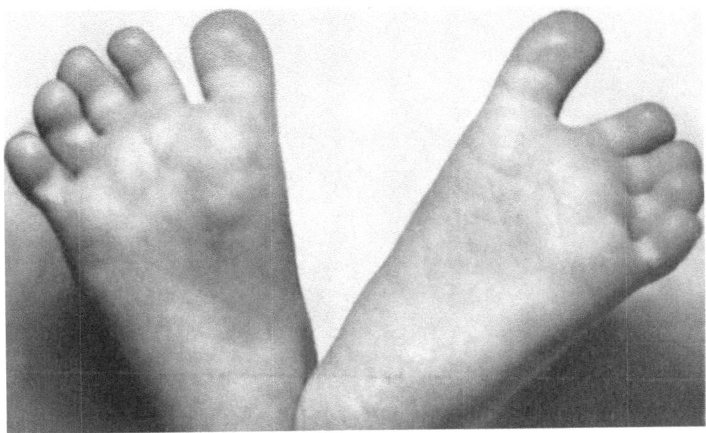

Abb. 113. Normale Kinderfüße bei einem 2 Monate alten Säugling. Beachte die gerade Innenlinie. Auch hier ist die Großzehe sogar leicht nach median abgebogen

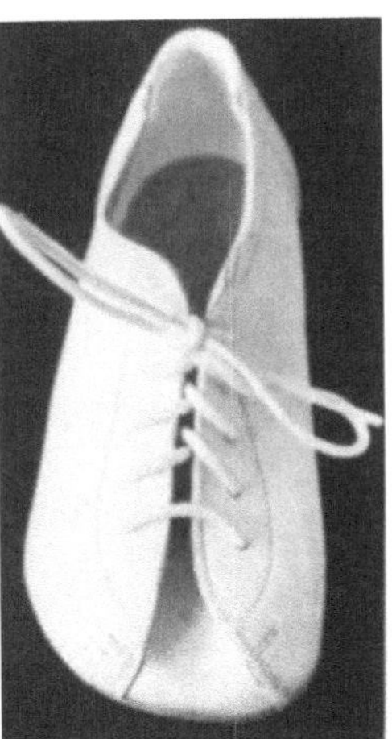

Abb. 114. Schwedischer Schuh für 1—5jährige, der mit seiner geraden Innenlinie und dem fehlenden Absatz eine ideale Kleinkinder-Schuhform darstellt

Leider zwängt die herrschende Mode schon die Füße ganz kleiner Kinder in falsch gebaute, vorne zugespitzte Schuhe. Auch werden die Schuhe im Kindesalter häufig viel zu lange getragen, so daß die Zehen vorne anstoßen. Die in der Jugend noch nicht verfestigten Fußknochen geben ohne Schmerzempfindung jedem Druck nach, so daß in verhältnismäßig kurzer Zeit schwere Deformationen entstehen können.

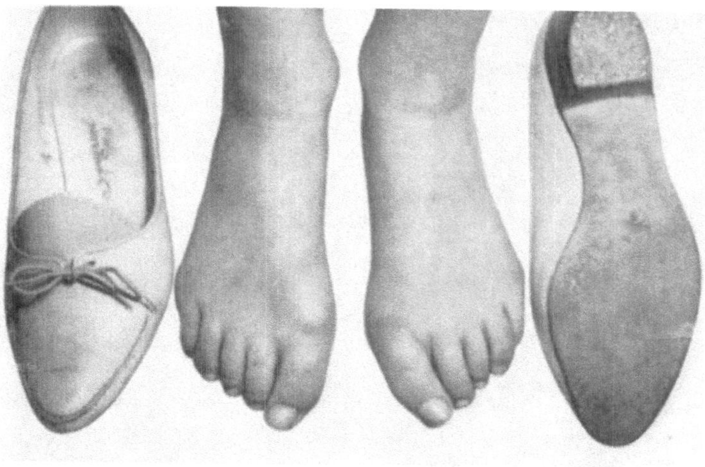

Abb. 115. Hallux valgus bei 12jährigem Mädchen, nach dem Tragen von spitzen Schuhen. Die Fußform entspricht genau der Form des Schuhes, ein Zeichen, wie modellierbar im Wachstum befindliche Füße noch sind

## Durch das Schuhwerk bedingte Fußdeformitäten

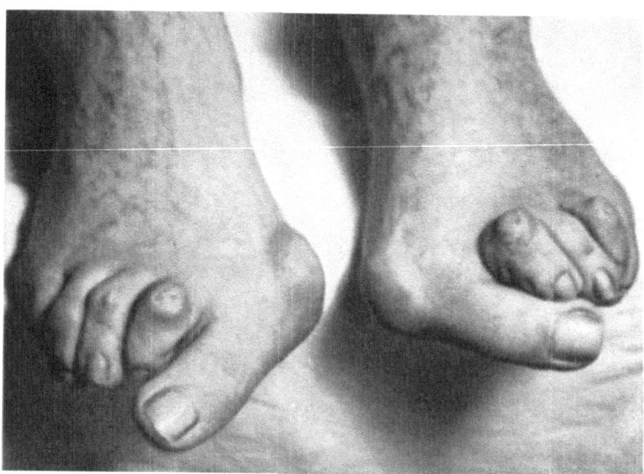

Abb. 116. Schwere Hallux valgus- und Spreizfuß-Deformation bei 64jähriger Patientin, herrührend vom Tragen zu kleiner Schuhe im Kindesalter

Solche Fußdeformationen, wie auch die durch hohe Absätze verursachten Schäden beschränken sich keineswegs nur auf die Füße. Es kommt vielmehr zu einer oft recht weitgehenden Veränderung der Statik des ganzen Körpers, und es ist kaum daran zu zweifeln, daß bei vielen im mittleren Lebensalter auftretenden Beschwerden in Knie- und Hüftgelenken, aber auch in der Wirbelsäule falsch gebaute Schuhe das Leiden verursacht haben.

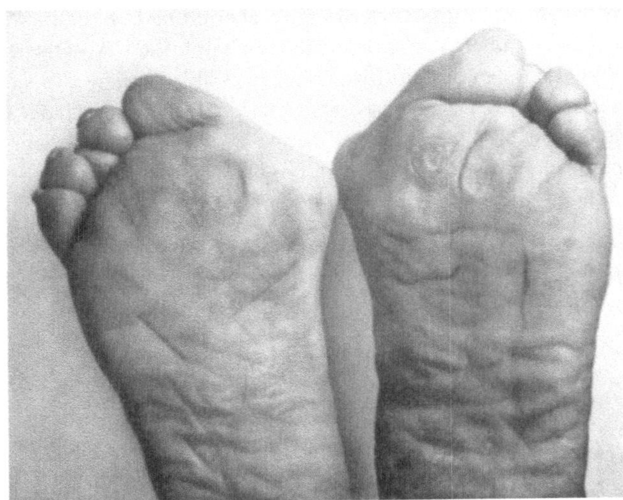

Abb. 117. Schwere Spreizfuß- und Hallux valgus-Deformationen durch das Tragen schlechten Schuhwerks in der Jugend bei einer 49jährigen Frau. Die Großzehen sind stark nach lateral abgebogen (Hallux valgus). Die kleinen Zehen werden dadurch von ihrem Platz verdrängt. Es entstehen Hühneraugen und schmerzhafte Schwielen

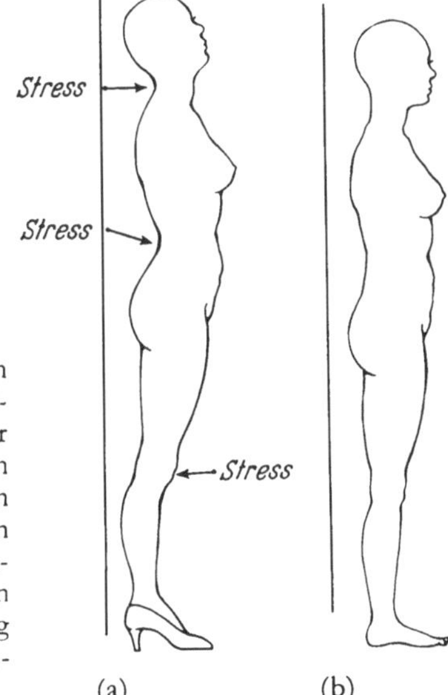


Abb. 118. (a) Körperhaltung beim Tragen von hohen Absätzen. Stress-Wirkung auf Kniegelenk und Wirbelsäule (Überbeanspruchung des Kniegelenkes, der Lenden- und Halswirbelsäule) beim Tragen von hohen Absätzen. Die hohen Absätze sind schuld an den bei Frauen mehrfach häufigeren Fußdeformationen (Spreizfuß, Hallux valgus, schmerzhafter Großzehenballen) und den bei Frauen etwa 10mal häufigeren Arthrosen in den Kniegelenken. (b) Normale Haltung beim Barfußgehen und auf niederem oder keinem Absatz

Leider ist sogar unter Ärzten, ja besonders Orthopäden, die Meinung noch immer verbreitet, die Frau brauche einen mittelhohen Absatz. Dies kommt wohl daher, daß Frauen, die immer hohe Absätze tragen, beim Wechsel auf einen flachen Absatz tatsächlich in einem normalen Schuh während einiger Zeit Wadenschmerzen haben können, bis sie sich an den flachen Absatz gewöhnt haben. Auch können sie während der ersten Tage das oft stark störende Gefühl haben, nach hinten zu fallen.

Sind diese Anfangsschwierigkeiten aber einmal überwunden, so fühlen sie sich in den flachen Schuhen viel wohler als auf halbhohen Absätzen. Die meisten Frauen sind dann erstaunt über ein für sie neues Wohlbefinden, das sich nicht nur auf die Füße, sondern auf den ganzen Körper erstreckt, der sich wieder in seiner normalen, naturbedingten Haltung bewegen kann. Die bei Frauen besonders in den Wechseljahren so viel häufiger auftretenden Beschwerden infolge Arthrose in den Kniegelenken nehmen bald nach dem Tragen eines gesunden Schuhes ab.

Nur wer sich in seinen Schuhen wohl fühlt, bewegt sich mit Freude. Gehen, ausgiebiges, beschwingtes Gehen in der freien Natur, ist aber eine Voraussetzung zur Gesunderhaltung nicht nur der Füße und Beine, sondern des ganzen Menschen.

Eine gesunde Schuhform sollte von Kind auf und besonders von jungen Mädchen im Pubertätsalter getragen werden. Gerade in diesem Alter wird sonst der Grund gelegt zu späteren, jahrzehntelang währenden Fußbeschwerden.

## Anforderungen an einen gesunden Schuh

Um Beine und Füße gesund zu erhalten oder, bei schon erkrankten, wenigstens ein bequemes Gehen zu ermöglichen, ist es deshalb wichtig, auf richtiges Schuhwerk zu achten. Dieses soll:

1. den Zehen genügend Raum lassen zu ausgiebiger Bewegung,

2. eine möglichst gerade Innenlinie aufweisen, um ein Abbiegen der Großzehen nach außen, woran immer spitzes Schuhwerk schuld ist, zu verhindern,

3. keinen oder nur einen ganz niedrigen Absatz ($^1/_2$—$1^1/_2$ cm) haben,

4. eine von den Zehen bis zum Absatz bewegliche Sohle —,

5. weiches Oberleder, ohne Verstärkung über den Zehen oder sonstige Versteifungen, außer höchstens der Fersenkappe —,

6. keinerlei Einlagen und Stützen aufweisen.

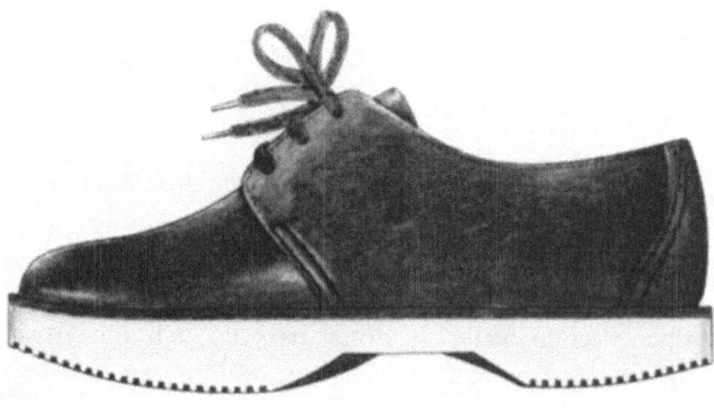

Abb. 119. Fitness-Schuh von Sapper. Der Absatz ist gleich hoch wie die Sohle am Vorfuß, wird aber nach hinten niedriger. Damit wird die Belastung im hinteren Teil der Ferse vermieden und ist ein „runderes" Auftreten möglich

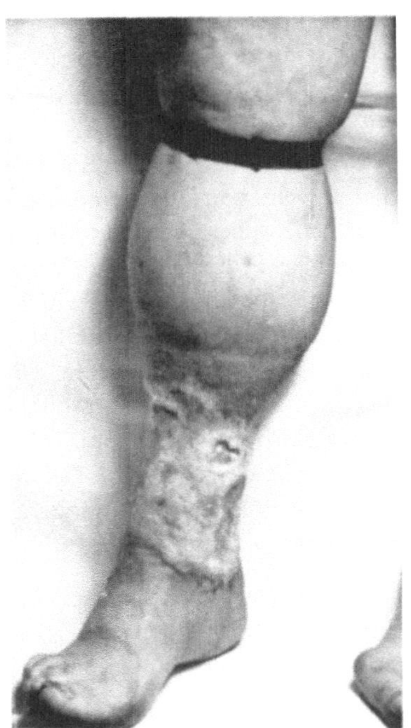

Abb. 120. Bei vielen Frauen werden die schon bestehenden postthrombotischen Ödeme durch Strumpfbänder noch verstärkt

## Richtige Kleidung

Neben richtigem Schuhwerk, ist auch der übrigen Bekleidung Aufmerksamkeit zu schenken. So muß darauf geachtet werden, daß keinerlei einengende Kleidungsstücke die Beinzirkulation hemmen. Besonders die bei älteren Frauen immer noch anzutreffenden, das Bein unterhalb oder oberhalb des Knies umfassenden Strumpfbänder sind schädlich (Abb. 120). Durch solche Strumpfbänder können bei entsprechender Veranlagung Thrombosen entstehen, da unterhalb der Stauung durch das Strumpfband gegen Abend die Beine immer wieder geschwollen sind. Bereits bestehende Ulzerationen heilen beim Tragen solcher Strumpfbänder nicht aus, sondern werden damit ständig größer.

Auch vor stark elastischen Sockenrändern und Borten an Damenbeinkleidern und Halbstrümpfen ist zu warnen. Besonders in den letzten Jahren hat die Damenmode, um möglichste Schlankheit vorzutäuschen, Hüftgürtel in den Handel gebracht, die nicht einfach ihren Zweck als Gürtel erfüllen, an dem die Strümpfe befestigt werden können, sondern die das ganze Gesäß und auch die Oberschenkel bis zur Mitte umfassen und zusammenpressen. Eine solche elastische Einengung verursacht aber in den Beinen eine starke Stauung der Venenzirkulation und damit gegen Abend jeweils geschwollene Unterschenkel und Knöchel, mit den entsprechenden Folgen.

## Richtige Ernährung

Nicht nur der Mangel an Bewegung, auch ein Überfluß an Kalorien, d. h. übermäßige Nahrungsaufnahme oder unrichtige Ernährung und damit Übergewicht, beeinträchtigt den Blutkreislauf besonders in den Beinen. Jeder Patient mit einem Übergewicht von 20 kg und mehr hat daher am Abend, nach strengem Tagwerk, Beinödeme. Übergewicht ist deshalb bei über 50% aller venösen Beinpatienten eine wesentliche Teilursache der Erkrankung. Übergewicht bedingt nicht nur Herz- und Zirkulationsbeschwerden mit täglich aufgeschwollenen Beinen, sondern, nach den Untersuchungen und Gewichtstabellen amerikanischer Lebensversicherungsgesellschaften, auch einen früheren Tod. So ist für Männer, die um 9 kg mehr als der Durchschnitt wiegen, die Sterblichkeit um 10% größer, bei solchen mit einem Mehrgewicht von über 11 kg um 25%; ein Übergewicht von mehr als 22 kg erhöht die Sterblichkeit um 50—75%. Bei Übergewichtigen ist deshalb eine Abmagerungskur wichtig. Wir führen sie möglichst ohne Medikamente, mittels der nachfolgenden Diätschematas durch.

Eine intensive Abmagerung ist für Leute, die Eier gut vertragen, mit der Mayo-Abmagerungsdiät zu erreichen, die hauptsächlich die spezifisch dynamische Wirkung des Eiweißes (Eier) ausnützt und daneben Kohlehydrate und Fette meidet.

## Abmagerungsdiät nach Mayo

Befolgen Sie diese Diät zwei Wochen lang sorgfältig. Sie soll genau eingehalten werden. Keine Butter im Gemüse, kein Oel am Salat.

| | | |
|---|---|---|
| 1. Tag | Frühstück | ½ Grapefruit, 3 Eier, schwarzer Kaffee |
| | Mittag | 3 Eier, Tomaten, schwarzer Kaffee |
| | Abend | 3 Eier, gemischter Salat, 1 Toast |
| 2. Tag | Frühstück | ½ Grapefruit, 1—2 Eier, schwarzer Kaffee |
| | Mittag | 2—3 Eier, Spinat, Grapefruit, schwarzer Kaffee |
| | Abend | 1 großes Steak, grüner Salat |
| 3. Tag | Frühstück | bleibt ab jetzt gleich |
| | Mittag | 2—3 Eier, Tomaten, Spinat, schwarzer Kaffee |
| | Abend | 2 Lamm- oder Kalbskoteletten, Gurken, Tomaten |
| 4. Tag | Frühstück | wie oben |
| | Mittag | gemischter Salat, Grapefruit, schwarzer Kaffee |
| | Abend | 2—3 Eier, Quark, 1 Scheibe Toast |
| 5. Tag | Frühstück | wie oben |
| | Mittag | 1—2 Eier, Spinat, schwarzer Kaffee |
| | Abend | gebratener Fisch unpaniert, gemischter Salat |
| 6. Tag | Frühstück | wie oben |
| | Mittag | viel Fruchtsalat ohne Zucker |
| | Abend | 1 großes Steak, Tomaten, Gurken, Tee oder Kaffee |
| 7. Tag | Frühstück | wie oben |
| | Mittag | kaltes Huhn, Tomaten, gekochter Kohl oder Karotten |
| | Abend | Gemüsesuppe, Grapefruit, schwarzer Kaffee |

Verändern Sie diese Diät nicht. Alles wurde sorgfältig ausgewählt, um Ihre Körperkraft während dieser Kur zu erhalten. Es ist sehr wichtig, am ersten Tag zu jeder Mahlzeit 3 Eier zu essen. An den folgenden Tagen haben Sie die Wahl zwischen 1, 2 oder 3 Eiern. Halten Sie diese Diät zwei Wochen durch und setzen Sie dann mit normalem Essen fort, doch: Nicht zuviel Fett und Kohlehydrate zu sich nehmen.

Bei Patienten, die Eier nicht gut vertragen, oder auch als Fortsetzung der Mayo-Diät nach 1—3 Wochen, brauchen wird das folgende Entfettungs-Schema, mit dem pro Woche ungefähr 1—1$^{1}/_{2}$ kg abgenommen werden kann.


## Entfettungsdiät

8 Uhr: *Morgenessen :* Schwarzer Kaffee oder Tee in beliebiger Menge (wenn nötig mit Saccharin gesüßt), ohne oder mit wenig Milch. Eventuell ein Ei, Joghurt oder Früchte oder ungesüßter Fruchtsaft (Orangen, Grapefruits, Zitronen, Tomaten).

10 Uhr: Falls überhaupt nötig, Äpfel, Birnen, Orangen oder anderes Obst in beliebiger Menge oder ungesüßter Fruchtsaft, eventuell Joghurt.

13 Uhr: *Mittagessen :* Leere Fleischbrühe, Magerbouillon oder Gemüsesuppe ohne Fett. Mageres Fleisch nach Belieben (Roastbeef, Kalbsfilet, Pot-au-feu, Grilladen ohne Fett, Wild, usw.). Gemüse ohne Mehl- und Fettzusatz, nur in Salzwasser gekocht, Salat, rote Rüben, Salzgurken, Sauerkraut, Radieschen, Rettiche, Obst.
Allenfalls schwarzer Kaffee oder Tee ohne Milch und Zucker, eventuell mit Saccharin. — Statt Fleisch können auch Eier, magerer Käse, Fisch oder fettfreie Wurst genommen werden.

16 Uhr: Tee oder Kaffee ohne Zucker, eventuell mit Saccharin, Obst in beliebiger Menge.

19 Uhr: *Nachtessen :* Wie mittags, eventuell Joghurt.

*Keine* Weggli, Zwieback oder Biskotts, *kein* Brot, *keine* Mehlspeisen (Teigwaren), *kein* Reis, *keine* Kartoffeln, *kein* Fett, *kein* Zucker. Wasser oder Mineralwasser, Kaffee, Tee (alles ungezuckert oder mit Saccharin) können in beliebiger Menge getrunken werden.


Es ist einfacher und wirksamer, sich mit dem Essen einzuschränken, als allein durch vermehrte Bewegung abmagern zu wollen, denn gerade bei Übergewichtigen ist genügend wirksame, vermehrte Bewegung sehr mühsam. Es sei daher allen Schwergewichtlern vor Augen gehalten, was es braucht, um zusätzliche Kalorien durch körperliche Arbeiten zu verbrennen:

Ein Stück Brot (200 Kalorien):
$^3/_4$ Std Teppich klopfen (Abb. 121 a)
Eine Portion Eiscreme (150 Kalorien):
$2^1/_2$ Std Geschirr waschen
Eine Schokoladenrippe (119 Kalorien):
$1^1/_2$ Std Schreibmaschine tippen

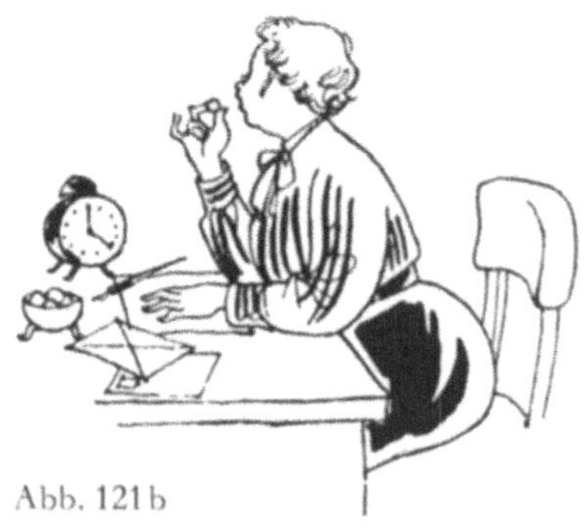
Abb. 121 b

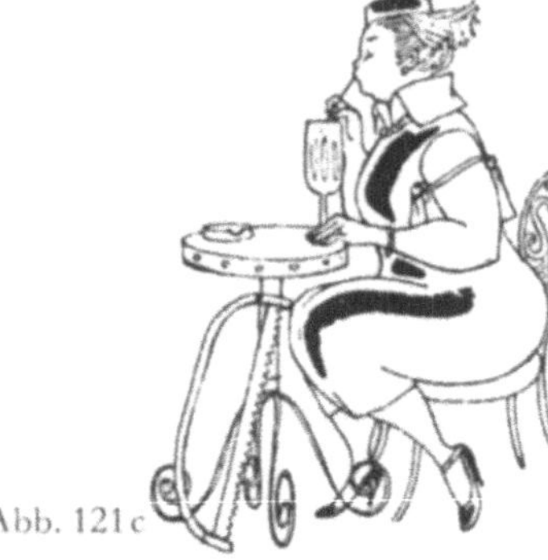
Abb. 121 a

Ein Bonbon (34 Kalorien):
1 Std Briefe schreiben (Abb. 121 b)
Drei Kaffeelöffel Zucker (60 Kalorien):
1 Std bügeln

Eine Eisschokolade (400 Kalorien):
55 min Holz sägen (Abb. 121 c)
Eine große Portion Pudding (360 Kalorien):
$1^1/_2$ Std schwimmen

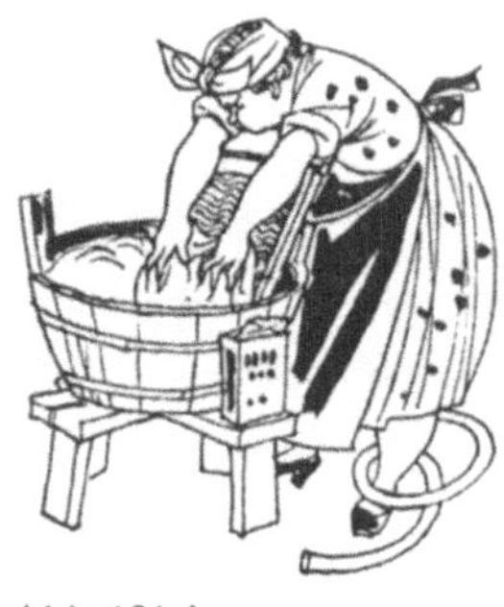
Abb. 121 d

Ein Stück Kuchen (300 Kalorien):
3 Std waschen (Abb. 121 d)
Ein Glas Süßmost (120 Kalorien):
2 Std Klavier spielen
Eine Tasse Tee mit 1 Teelöffel Zucker und
1 Eßlöffel Rahm (50 Kalorien):
3 Std geistige Arbeit leisten

Eine Portion Geflügelsalat (275 Kalorien):
5 km marschieren (Abb. 121 e).

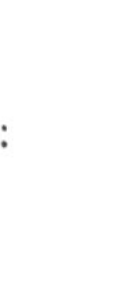

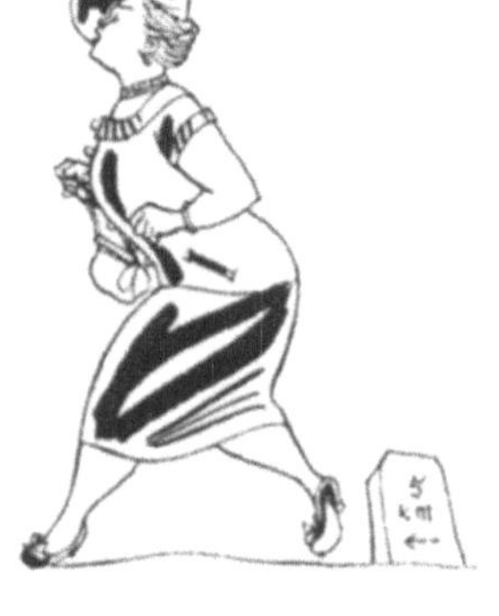
Abb. 121 e

**Zusammenfassung**

Bei der Verhütung und Behandlung venöser Beinleiden kann der Patient sehr viel selbst mithelfen, allerdings nicht mit planlosem Quacksalbern, sondern immer unter Aufsicht des Arztes. Gelingt es dem Patienten schon bevor er den Arzt aufsucht, durch einen *straffen Kompressionsverband* die Beinödeme zum Abschwellen zu bringen, so ist wichtige Vorarbeit geleistet.

Auch bei der folgenden ärztlichen Behandlung ist das gewissenhafte tägliche Einbinden durch den Patienten erste Voraussetzung für einen Heilerfolg.

Der Patient soll sich *so viel als möglich bewegen* (Turnen, Wandern, Laufschritt, Schwimmen). Selbst bei fieberhaften oberflächlichen und tiefen Thrombosen soll nie vollständige Bettruhe eingehalten werden.

Wird ein solches Verhalten noch unterstützt durch *vernünftige Diät* und ebensolche Kleidung (Schuhe!), so trägt der Patient durch konsequente Einhaltung dieser einfachen Maßnahmen Wesentliches zur Verhütung und Heilung von Venenerkrankungen bei.

# Fremdwörter-Verzeichnis

(Fremdwörter und ihre Verdeutschung)

**A**busus — Mißbrauch
Adventitia — Bindegewebshülle der Blutgefäße
akut — unvermittelt rasch auftretend
allergischer Schock — Schock infolge Überempfindlichkeit
Amputation — operative Entfernung eines Körperteils
Angina pectoris — Herzbeklemmung, Herzkrampf
Antibiotika — Bakterien hemmende oder tötende Stoffe
Antihistaminika — Mittel gegen Überempfindlichkeit
Antikoagulantien — gerinnungshemmende Mittel
Arteria femoralis — tiefe Oberschenkelschlagader
arterielle Ulcera — Beingeschwüre infolge von Schlagadererkrankung
Arthrose — degenerative Gelenkveränderung
Atrophie blanche — Rückbildung der Haut mit Entfärbung

**B**auchaorta — Hauptbauchschlagader
Beinfraktur — Beinbruch
Beinödem — geschwollenes Bein

**C**avathrombose — Blutgerinnung in der großen Körperhohlvene
Corona phlebectatica — Bezirke von erweiterten Venen in der Fußgelenkgegend
Coxarthrose — Hüftgelenkentzündung
Crosse der Saphena — Einmündungsstelle der Saphena
Cyanose — Blauverfärbung der Haut

**D**eformation — Formänderung, Entstellung
depigmentiert — entfärbt
Diabetes — Zuckerkrankheit
Diureticum — Entwässerungsmittel
Dynamometer — Gerät zum Messen von mechanischer Arbeit

**E**kthyma — eitriges Geschwür
Ekzem — Ausschlag, Hautflechte
Elektrodermatom — elektrisches Hautschneidegerät
Embolie — Blutbahnverschluß durch verschlepptes Blutgerinnsel
Embolus — verschlepptes Blutgerinnsel in den Adern
Endothel — Innenhaut der Gefäße
Epithelisation — Hautneubildung

Erysipel — Wundrose
Erythema induratum Bazin — Hautkrankheit, oft zusammen mit Tuberkulose, mit derben blauroten schmerzlosen Knoten, meist an den Beinen
Erythema nodosum — blaurote, schmerzhafte Knoten in Haut und Unterhaut
Exzision — Herausschneiden

**F**ibrinolytika — Blutgerinnsel lösende Mittel
Fußmykose — Fußpilzkrankheit

**G**ravidität — Schwangerschaft

**H**allux valgus — schiefe Großzehe
Hauttransplantation — Hautübertragung
Herzinfarkt — Herzmuskelgefäßverschluß
Hypertension — erhöhter Blutdruck

**I**nfektion — Ansteckung
Infusion — lange dauernde Einspritzung größerer Mengen
intrakutane Injektion — Einspritzung in die Haut
intravenöse Blutretention — zurückgebliebbenes, teilweise geronnenes Blut in einer Vene
intravenöse Injektion — Einspritzung in die Vene
Inzision — Einstich, Einschnitt

**K**anüle — Nadel zur Einspritzung
Kapillaren — Haargefäße
Karzinom — Krebs
Keloid — verdickte Hautnarbe
Knochenatrophie — Knochenschwund
koaguliert — geronnen
Kollaterale — Nebengefäße
Kommunikanten — Verbindungsvenen unter oberflächlichen Venen
Kontraindikation — Gegenanzeige

**L**eberzirrhose — wucherndes Bindegewebe in der Leber
Lues — syphilitische Geschlechtskrankheit
Lungenembolie — in die Lunge verschlepptes Blutgerinnsel

**M**enopause — Wechseljahre, Ende der Monatsblutungen
Menstruation — monatliche Blutung
Metastasen — Tochtergeschwülste
Myomoperation — Operation einer gutartigen Muskelgeschwulst der Gebärmutter

Naevus — Muttermal
Nekrose — Brand, Absterben von Gewebe
Nikotinabusus — Tabakmißbrauch

**O**bliteration — Verschluß
Oszillometer — Druckmesser für Pulsgröße

periarterielle Sympathektomie — Entfernung der sympathischen Nervenfasern um Arterien
Perforanten — Verbindungsvenen zwischen oberflächlichen und tiefen Venen
Pernionen — Frostbeulen
peroral — durch den Mund
Phlebitis — bakteriell bedingte Venenentzündung
Phlebographie — Röntgenbild der Venen nach Kontrastmittelfüllung
Phlebolith — Venenstein
Phlebotomie — Einschnitt in eine Vene
Phlegmasia alba dolens — schmerzhafte Anschwellung des Beines bei totalem Venenverschluß
Pigmentation — Ablagerung von Farbstoffen in der Haut
pigmentiert — gefärbt
Poliomyelitis — Kinderlähmung
proximal — in Richtung Körpermitte
postthrombotisch — Zustand nach tiefer Venenentzündung
Prophylaxe — Vorbeugung

**r**egenerieren — wiederherstellen
Rekanalisation — wieder durchgängig werden
Rezidiv — Rückfall

**S**ekretion — Ausscheidung

Skalpell — chirurgisches Messer
Status — Zustand
Stichinzision — kurzer Einstich mit Skalpell
Staphylokokken — Eitererreger in traubenförmiger Anordnung
Streptokokken — Eitererreger in kettenförmiger Anordnung
subfrebil — Temperaturen zwischen 37° und 37,5°
Suppositorien — Zäpfchen
Sympathektomie — operative Entfernung des Nervus sympathicus
Syndrom — Gesamtheit aller Zeichen einer Krankheit
Siphilis — Geschlechtskrankheit

**T**ablettenabusus — Tablettenmißbrauch
Tester — Strumpf-Druckmeßgerät
Thrombose — Venenentzündung
Tibia — Schienbein
Toxizität — Giftigkeit
Tumor — Geschwulst
Transplantation — Gewebeübertragung
Trauma — Verletzung

**U**lcus cruris (pl. Ulcera cruris) — Beingeschwür

**V**arikosis — Krampfadererkrankung
Varikothrombose — Blutgerinnsel in Krampfader
Varize — Krampfader
Varizen, sekundäre — meist Krampfadern nach überstandener Thrombose
Vulva — äußere weibliche Geschlechtsteile

**Z**ehengangrän — Zehenbrand

# Sachverzeichnis

K. SIGG

**Varizen, Ulcus cruris und Thrombose**

Mit Beiträgen von C. C. Arnoldi et al.
4. neubearbeitete und erweiterte Auflage
130 farbige, 411 Schwarzweiß-Abbildungen
XV, 403 Seiten. 1976
Gebunden DM 168,—; US $ 68.90
ISBN 3-540-07373-6

K.-H. BÄSSLER, W. FEKL, K. LANG

**Grundbegriffe der Ernährungslehre**

2. korrigierte Auflage. 11 Abbildungen, 63 Tabellen. XVI, 176 Seiten. 1975
(Heidelberger Taschenbücher, 119. Band Basistext Medizin)
DM 18,80; US $ 7.80
ISBN 3-540-07264-0

P. BECKMANN

**Moderne Gesundheitspflege**

Übungen zur Gesunderhaltung und Leistungssteigerung
Unter Mitarbeit von H.-W. Kirchhoff
3. verbesserte Auflage
62 Abbildungen. 64 Seiten. 1973
DM 9,80; US $ 4.10
ISBN 3-540-79609-6

H. A. BAAR, H. U. GERBERSHAGEN

**Schmerz — Schmerzkrankheit — Schmerzklinik**

16 Abbildungen. VIII, 80 Seiten. 1974
(Ein Kliniktaschenbuch)
DM 12,80; US $ 5.30
ISBN 3-540-06553-9

K. MIEHLKE, D. WESSINGHAGE

**Entzündlicher Rheumatismus**

Die Rheumafibel 1
3. völlig neubearbeitete Auflage
39 Abbildungen, 27 Tabellen. XIV, 271 Seiten. 1976
(Ein Kliniktaschenbuch)
DM 24,80; US $ 10.20
ISBN 3-540-07760-X

H. MARX

**Differentialdiagnostische Leitprogramme in der Inneren Medizin**

Procedere
Unter Mitarbeit von F. Anschütz et al.
X, 265 Seiten. 1976
(Ein Kliniktaschenbuch)
DM 19,80; US $ 8.20
ISBN 3-540-07644-1

G. G. BELZ, M. STAUCH

**Notfall EKG-Fibel**

Mit einem Beitrag von F. W. Ahnefeld
40 Abbildungen. VIII, 92 Seiten. 1975
(Ein Kliniktaschenbuch)
DM 16,80; US $ 6.90
ISBN 3-540-07342-6

Preisänderungen vorbehalten

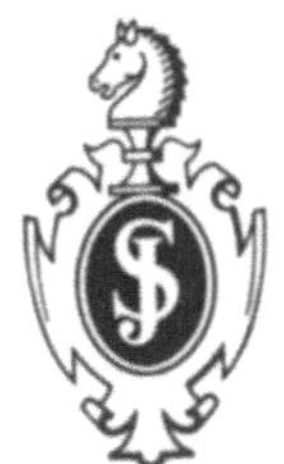

Springer-Verlag
Berlin
Heidelberg
New York

P. SCHMIDT, E. DEUTSCH,
J. KRIEHUBER

**Diät für chronisch
Nierenkranke**

Eine Diätfibel für Ärzte, Diätassistenten
und Patienten
2 Abbildungen, 19 Tabellen. IX,
126 Seiten. 1973
(Ein Kliniktaschenbuch)
DM 12,80; US $ 5.30
ISBN 3-540-06226-2

H. DAWEKE, J. HAASE,
K. IRMSCHER

**Diätkatalog**

Diätspeisepläne, Indikation und
klinische Grundlagen
Unter Mitarbeit von F. A. Gries et al.
IX, 230 Seiten. 1976
(Ein Kliniktaschenbuch)
DM 24,80; US $ 10.20
ISBN 3-540-07665-4

**Diagnose und Therapie in der
Praxis**

Übersetzt nach der amerikanischen
Ausgabe von M. A. Krupp,
M. J. Chatton et al.
Bearbeitet, ergänzt und herausgegeben
von K. Huhnstock, W. Kutscha
unter Mitarbeit von H. Dehmel
3. erweiterte Auflage. 27 Abbildungen
XVIII, 1337 Seiten. 1974
Gebunden DM 78,—; US $ 32.00
ISBN 3-540-06571-7

D. B. DUBIN

**Schnell-Interpretation des EKG**

Ein programmierter Kurs
Mit einem Vorwort von H. Gillmann
Übersetzt aus dem Englischen von
R. Kern, U. K. Lindner
246 Abbildungen. XII, 258 Seiten. 1975
DM 38,—; US $ 15.60
ISBN 3-540-07315-9

**Geriatrie in der Praxis**

Herausgeber: W. H. Hauss,
W. Oberwittler
Mit Beiträgen zahlreicher Fachwissen-
schaftler

42 Abbildungen. XVI, 298 Seiten. 1975
Gebunden DM 48,—; US $ 19.70
ISBN 3-540-07005-2

M. J. HALHUBER, R. GÜNTHER,
M. CIRESA

**EKG-Einführungskurs**

Eine praktische Propädeutik der kli-
nischen Elektrokardiographie
Unter Mitwirkung von P. Schumacher,
W. Newesely
5. völlig neubearbeitete Auflage
98 Abbildungen. VIII, 164 Seiten. 1975
DM 24,—; US $ 9.90
ISBN 3-540-07445-7

W. PIPER

**Innere Medizin**

61 Abbildungen. XX, 536 Seiten. 1974
(Heidelberger Taschenbücher,
122. Band. Basistext Medizin)
DM 19,80; US $ 8.20
ISBN 3-540-06207-6

**Stoffwechsel — Ernährung —
Endokrinium**

Bandherausgeber: N. Zöllner,
G. Wolfram
Von H. J. Bauer et al.
11 Abbildungen, 100 Tabellen
XII, 213 Seiten. 1975
(Taschenbücher Allgemeinmedizin)
DM 28,—; US $ 11.50
ISBN 3-540-07475-9

Preisänderungen vorbehalten

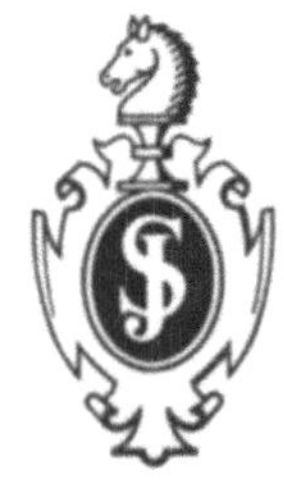

# Springer-Verlag
# Berlin
# Heidelberg
# New York